常见病
中医调治问答丛书

月经病

中医调治问答

总主编　尹国有　主编　尹国有　刘仿访

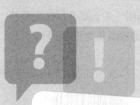

中国健康传媒集团
中国医药科技出版社

内 容 提 要

本书是一本中医调治月经病的科普书，以作者诊治月经病经验及患者咨询问题为基础，以月经病的中医治疗调养知识为重点，采用患者针对自己的病情提问题，医生予以解答的形式，系统地介绍了月经病的防治知识，认真细致地解答了广大月经病患者可能遇到的各种问题。本书文字通俗易懂，内容科学实用，可作为月经病患者家庭治疗和自我调养康复的常备用书，也可供临床医务人员和广大群众阅读参考。

图书在版编目（CIP）数据

月经病中医调治问答 / 尹国有，刘仿访主编 . —北京：中国医药科技出版社，2023.8
（常见病中医调治问答丛书）
ISBN 978-7-5214-4078-2

Ⅰ . ①月… Ⅱ . ①尹… ②刘… Ⅲ . ①月经病—中医治疗法—问题解答 Ⅳ . ① R271.11-44

中国国家版本馆 CIP 数据核字（2023）第 144552 号

美术编辑 陈君杞
版式设计 也 在

出版　**中国健康传媒集团**｜中国医药科技出版社
地址　北京市海淀区文慧园北路甲 22 号
邮编　100082
电话　发行：010-62227427　邮购：010-62236938
网址　www.cmstp.com
规格　880×1230mm $\frac{1}{32}$
印张　8 $\frac{7}{8}$
字数　207 千字
版次　2023 年 8 月第 1 版
印次　2023 年 8 月第 1 次印刷
印刷　三河市万龙印装有限公司
经销　全国各地新华书店
书号　ISBN 978-7-5214-4078-2
定价　**35.00 元**

获取新书信息、投稿、为图书纠错，请扫码联系我们。

本书编委会

主　编　尹国有　刘仿访

编　委　（按姓氏笔画排序）

王贺雷　刘　昕　陈玲曾

赵根生　袁遵宇　魏国庆

前　言

　　人最宝贵的是生命和健康，健康与疾病是全社会都非常关注的问题，健康是人们永恒的追求。返璞归真、回归自然已成为当今的时尚。中医注重疾病的整体调治、非药物治疗和日常保健，有丰富多彩的治疗调养手段，采用中医方法治疗调养疾病，疗效显著，不良反应较少，深受广大患者的青睐。为了普及医学知识，增强人们的自我保健意识，满足广大读者运用中医方法治疗调养常见病的需求，指导人们建立健康、文明、科学的生活方式，我们组织有关专家、教授，编写了《常见病中医调治问答丛书》。《月经病中医调治问答》是丛书之一。

　　月经是女性的一种正常生理现象，从十三四岁来潮，直到五十岁左右消失，伴随每个女性数十年。月经病是指月经的期、量、色、质异常，以及伴随月经周期出现明显不适症状为特征的一类妇科疾病，主要包括月经不调（月经先期、月经后期、月经先后无定期、经期延长、月经过多、月经过少）、闭经、痛经等。月经病居于女性"经、带、胎、产"四大疾病之首，是困扰女性朋友健康的常见病、多发病，严重影响着患者的工作、学习和生活。什么是月经病？月经病的发病原因有哪些？中医是怎样认识月经病的？月经病有哪些治疗方法？怎样预防月经病……人们对月经病的疑问实在太多了。

　　本书以作者诊治月经病经验及患者咨询问题为基础，以月经病的中医治疗调养知识为重点，采用患者针对自己的病情提问题，医生予以解答的形式，系统地介绍了月经病的防治知识，认真细致地解答了广大月经病患者可能遇到的各种问题。书中从正确认识月经病开始介绍了月经的生理、病理特点，常见月经病，及其发病原因、临床表现、诊断与预防等有关月经病的基础知识，并详细阐述了中医辨证治疗、单方验方治疗、中成药治疗，以及针灸、贴敷、按摩、饮食药膳、情志调节、起居调摄等中医治疗调养临床常见月经病的各种方法。

书中文字通俗易懂，内容科学实用，所选用的治疗和调养方法叙述详尽，可作为月经病患者家庭治疗和自我调养康复的常备用书，也可供临床医务人员和广大群众阅读参考。需要说明的是，月经病是一种难以根除的慢性病，医生与患者共同参与、互相配合，采取综合性的治疗调养措施，是提高月经病治疗效果的可靠手段。由于疾病是复杂多样、千变万化的，在应用本书介绍的治疗和调养方法治疗调养月经病时，一定要先咨询医生，切不可自作主张、生搬硬套地"对号入座"，以免引发不良事件。

在本书的编写过程中，参考了许多公开发表的著作，在此一并向有关作者表示衷心感谢。由于水平有限，书中不当之处在所难免，欢迎广大读者批评指正。

编者

2023 年 6 月

目　录

第一章
正确认识月经病

第二章
中医治疗月经病

第三章
自我调养月经病

第一章
正确认识月经病

什么是月经病？怎样预防月经病？由于缺少医学知识，人们对月经病的疑问实在太多了，然而在看病时，由于时间所限，医生与患者的沟通往往并不充分，患者常常是该说的话没有说，该问的问题没有问，医生也有很多来不及解释的问题。本章讲解了什么是月经病、怎样预防月经病等基础知识，相信对正确认识月经病有所帮助。

01 什么是月经？月经是怎样产生的？

咨询： 我今年14岁，是中学生，最近几天不知为什么总感觉下腹部胀痛不舒服，今天又有血液从阴道流出弄脏内裤，妈妈告诉我是来月经了。听说月经是女孩特有的生理现象，我想了解一下。请问**什么是月经？月经是怎样产生的？**

解答： 你妈妈说的没错，月经是女孩特有的生理现象，从十三四岁来潮，直到五十岁左右消失，伴随每个女性数十年。你想了解什么是月经，月经是怎样产生的，下面给你简单介绍一下，希望对你有所帮助。

月经是指伴随卵巢周期性变化出现的子宫内膜周期性脱落及出血的现象，这是女性所特有的生理现象，这种变化是周期性的，一般每个月发生1次，所以称作月经。

规律月经的建立是女性生殖系统功能成熟的主要标志。月经从十三四岁来潮，直到五十岁左右消失，伴随每个女性数十年。月经是在人体的下丘脑、垂体和卵巢相互协调作用下，经过身体里一系列复杂的周期变化产生的，这种变化称之为"性周期"。

卵巢具有独特的功能，一是提供成熟的卵子，保障女性繁殖后代；二是支持生殖内分泌功能，分泌性激素。青春期后，每个性周期卵巢中通常只有1个卵泡可以生长发育成熟。成熟的卵泡破裂，将里面的细胞排出，这就叫"排卵"。排卵后，卵泡细胞内形成黄体。如果卵子没有受精，黄体的寿命不超过14天，就萎缩消失。3~4天后又有新的周期开始。在卵巢的周期变化中，卵泡生长发育时产生一种内分泌激素叫雌激素。排卵后黄体除产生雌激素外，还产生另一种内分泌激素就是黄体酮。在子宫的周期变化中，雌激素的作用是使子宫内膜生长增厚，血管增多。排卵以后，黄体分泌的雌激素和黄体酮共同作用，使增厚的子宫内膜腺体弯曲，发生分泌现象，为可能到来的受精卵做好准备。如果没有受孕，黄体萎缩，子宫内膜失去激素的支持，也开始萎缩、坏死、脱落。血液与脱落的内膜碎屑一起排出体外，这就是"月经"。

子宫内膜的脱落是周期性的，当子宫内膜的功能层剥脱后，基底层就进行修复，这就是人们肉眼所见的"出血周期"。与此同时，卵巢内新的卵泡逐步发育、成熟，进入下一个月经周期，如此周而复始地循环，直到绝经才终止。

02 什么是月经初潮、月经周期及经期？初潮的年龄一般是几岁？

咨询： 我今年15岁，是中学生，这个月开始来月经了。我知道女孩多了解一些月经方面的知识很有必要，听说月经有初潮、周期及经期，同时初潮还有一定的年龄。我要咨询的是：**什么是月经初潮、月经周期及经期？初潮的年龄一般是几岁？**

解答： 月经是女性的一种正常现象。女性月经第一次来潮称为月经初潮，它是性功能趋于成熟的重要标志，意味着女性青春期的到来。

月经周期是指上次月经来潮的第一天开始，至下次月经来潮的第一天的间隔时间，即两次月经第一天的间隔时间。出血的第一天为月经周期第一天，一个月经周期一般为 28~30 天，21~45 天均为正常范围，月经周期的长短因人而异，但每个妇女的月经周期有自己的规律性。有些人认为自己的月经周期不是 28~30 天，比如提前 5 天或错后 5 天就认为周期不准、月经失调而到医院就诊，其实这种认识是不对的。实际上这种月经都不是真的提前或错后，而是正常的、规律的月经周期。

经期，顾名思义就是指来月经时出血的日子，从月经出血的第一天，到月经出血干净的那一天，亦即每次月经持续的天数。经期一般为 2~7 天，平均 3~5 天，短于 2 天、长于 8 天的，应该考虑病理性的可能。一般来说，月经期的出血量在 30~60 毫升。月经初期，一般指经期的第一天，有的只有半天，经量很少；月经中期，一般指经期的第 2~3 天，经量明显增多；月经末期，一般指月经期的第 4~7 天，出血量逐渐减少，时断时续，直到完全干净。目前认为，每月月经出血量超过 80 毫升即为病理状态。

月经初潮的年龄一般在 13~15 岁，也可早在 11~12 岁，晚到 17~18 岁。月经初潮的迟早受各种因素的影响，医学界一致认为营养好坏的差别是造成女孩月经初潮正常年龄范围差别大的主要因素，体弱或营养不良者月经初潮可较迟，而体质强壮及营养好者，月经初潮可较早。近年来，随着人们物质生活水平的不断提高及饮食营养结构的改变，女孩月经初潮的平均年龄呈提前趋势。

03 月经周期中子宫内膜是如何变化的？

咨询： 我今年24岁，17岁以后月经一直按时来潮，经量、色、质也都正常，最近3个月月经变得忽前忽后，去医院就诊，医生说我是患了月经病。我知道月经与子宫内膜有关，月经周期中子宫内膜是有一定变化的，请问月经周期中子宫内膜是如何变化的？

解答： 没错，月经与子宫内膜有关，月经周期中子宫内膜是有一定变化的，月经周期中子宫内膜的变化直接受卵巢激素的影响和控制。其变化特点是内膜增厚，血管增生，子宫腺增长并分泌，以适应受精卵的植入和发育；如卵子未受精，增厚的子宫内膜失去激素的支持，开始萎缩、脱落，伴随出血，形成月经。子宫内膜这种周期性变化叫月经周期。子宫内膜的周期性变化可分为月经期、经后期、增生期和经前期4个时期。

（1）月经期：月经周期的第1~4天。排出的卵子未受精，黄体在两周后逐渐萎缩退化，雌激素和孕激素的分泌量突然减少，结果子宫内膜的血管收缩，造成内膜表层缺血、缺氧，以致组织坏死、脱落，血管破裂出血而形成月经。

（2）经后期：也称修复期，相当于月经周期的第5~6天。月经期结束，残留的子宫内膜腺上皮增生，移向破溃的创面，重新形成一层完整的柱状上皮。这时卵巢内又有一些初期卵泡开始生长发育。

（3）增生期：月经周期的7~14天。这时子宫内膜受新发育生长的卵泡中雌激素影响，逐渐增厚，血管和子宫腺体增生。在此期末，卵泡成熟并排卵。

（4）经前期：又称分泌期，为月经周期的第15~28天，持续约14天。排卵后有黄体形成，并产生孕激素和雌激素。在激素作用下，子宫内膜继续增厚，血管增长呈螺旋状，在增长的子宫内膜腔内有很多分泌物，子宫内膜的这些变化为受精卵的种植和发育准备了条件。如果排出的卵子受精了，则子宫内膜在孕激素的作用下继续增生肥厚；如未受精，则卵巢内的黄体退化，孕激素和雌激素减少，子宫内膜脱落形成下次月经。

04 什么样的月经是正常的？

咨询： 我今年16岁，1年前开始来月经，月经周期在23天左右，月经持续时间在3天左右，而我同学月经周期在28天左右，月经持续时间在5天左右。我担心我的月经不正常，想了解一些有关月经方面的知识。请问**什么样的月经是正常的？**

解答： 正常的月经是指有规律的、周期性的子宫出血，是女性一种正常的生理现象，乃女性生殖功能成熟的外在标志之一。由于月经受体内外各种因素的影响，因此每个人的月经表现形式也不尽相同，而且由于病理原因，常常表现为月经异常。

正常女性的月经初潮年龄大多在 13~15 岁，但也有的提前到 11 岁或推迟到 18 岁。它往往与一个人的营养、体质、健康状况以及生活环境和精神状态等有关。近年来，少女的月经初潮年龄普遍提前。

月经周期大多数为 28~30 天，提前或推迟 1 星期以内，均为正常范围，周期长短也是因人而异的。只要月经周期有规律性，即使缩短到 21 天或延长至 45 天，也属于正常现象。月经持续时间为 2~7 天，多数为 3~5 天。正常月经血量在 30~60 毫升，通常于月经的第二天和第三天较多，如若超过 80 毫升则为月经过多，以普通卫生巾的用量大概估计，正常的用量是平均一天换 4~5 次，每个周期不超过 2 包（每包 10 片计）。月经血一般呈暗红色，其中含有子宫内膜碎片、子宫颈黏液、阴道上皮细胞等分泌物，并且血液不凝固，经量较多时可以有血块。

女性在月经期一般无特殊症状，有些可出现下腹及腰骶部下坠感，个别可有尿频、头痛、失眠、精神忧郁、易于激动，少数可出现恶心、呕吐、便秘、腹泻及鼻黏膜出血等现象，但都不严重，不致影响工作和学习。

05 月经常受哪些因素的影响？

咨询： 我今年 18 岁，15 岁开始来月经，月经周期一直维持在 28 天左右，月经持续时间在 5 天左右，这次不知为什么月经推迟了 11 天，医生说月经受多种因素的影响，偶尔提前或错后并不是病态。请问**月经常受哪些因素的影响？**

解答： 月经来潮是女性特有的生理现象，规律的生活起居、稳定的内外环境是月经得以正常的前提和保证，精神因素、营养状态、疾病因素、环境因素、遗传因素等诸多因素都可影响月经正常来潮。

（1）精神因素：从子宫内膜的增殖期到分泌期以及月经来潮，整个月经生理变化过程中，都是在中枢神经系统控制下进行的。而人的精神状态属于大脑皮质活动的结果，过度的精神刺激必然干扰中枢神经系统的正常工作，从而影响对决定月经变化的卵巢功能的调控，导致月经紊乱。

（2）营养状态：饮食营养的好坏直接影响女性的生长发育，对于女性月经初潮的到来时间，有着举足轻重的作用。长期营养不良的女性，会推迟月经初潮的到来和导致月经血量过少，甚至会产生闭经现象。当今临床中常可见到，有一些女性为了苗条，盲目减肥、节食，由于营养不良，体重短期内明显下降，继而出现全身代谢紊乱，甚至导致神经性厌食、月经失调、闭经等。

（3）疾病因素：无论是生殖器官本身的疾病（如子宫发育不良、子宫内膜结核、子宫肌瘤等）或全身性疾病（如严重贫血、肺结核、糖尿病、甲状腺功能亢进等）都会引起月经紊乱，可以表现为月经过少、闭经，或月经过多、淋漓不尽，或月经周期不规律等。

（4）环境因素：生活环境、工作条件以及气候变化也可干扰、影响女性的月经。比如，生活起居不规律、休息不好，或者气候突然过冷、过热，都会使月经紊乱。女性体力劳动过重会引起经期延长、血量增多，有的甚至在干活的过程中经血沿大腿流下。再如，家住南方的学生到北方上大学，由于环境的改变及学习压力，有的女孩出现闭经，当适应北方的环境及紧张的学习生活后，月经周期又恢复正常。

（5）遗传因素：遗传因素也是影响月经的重要方面，特别是女性的月经初潮年龄与绝经年龄，与家族遗传有很大关系。

06 女孩第一次月经来潮后会出现哪些情况？

咨询： 我今年14岁，是中学生，听妈妈说我这个年龄该来月经了，女孩第一次月经来潮后会出现一些情况，比如月经不规律，月经来潮时小腹隐痛、身困乏力等。我听后很担心，害怕自己不适应。请问<u>女孩第一次月经来潮后会出现哪些情况？</u>

解答：女孩通常在 13~15 岁来第一次月经，即月经初潮。月经初潮处于青春期，是生殖器官从幼稚向成熟过渡的阶段，所以初潮以后的月经周期往往不规律，可出现一些情况，了解这些情况可消除其神秘感和恐惧感，保证女性青少年以良好的心态度过青春期的"躁扰关"。

子宫内膜的周期性变化是直接受卵巢激素影响的，而卵巢又受垂体、下丘脑的控制，月经初潮时这个内分泌调节轴系的功能还没有完全进入正规的调节状态。月经初潮时，卵巢的重量只达到成熟时的 30%，卵巢功能尚不成熟，因此月经初潮并不排卵，只有雌激素使子宫内膜增生。维持一定时间后，由于雌激素分泌量达不到应有的水平，子宫内膜失去雌激素的支持不再增生而脱落出血。这种表现虽然和月经一样，但因卵巢尚未发育成熟，没有排卵，所以往往表现为第一次月经来潮后，在半年至 1 年内，月经还不能按规律每月来潮，直到卵巢成熟和有规律地排卵以后，月经才能按月来潮。故大多数女孩子第一次月经来潮半年后才来第二次月经，这种情况不需治疗，家长和本人不需要过于担心和恐惧。如果少女没有学习和认识到这些知识而整天忧心忡忡，反而会更加推迟月经的到来，因为精神因素对月经的影响非常重要。若一年后月经仍不来，应去医院检查治疗。

有少数少女月经初潮后出现不规则的阴道出血，量时多时少或月经淋漓不尽，或量多而顺着腿流，出现青春期功能失调性子宫出血的现象，应立即去医院就诊。青春期月经量可能会较多，其主要原因是卵巢功能尚不成熟，内分泌平衡尚未稳定地建立起来，加之学习紧张、情绪波动等，所以很容易导致月经量过多。

在女孩第一次月经来潮后很长的一段时间内，不仅月经会不规律，青春期少女还常有痛经现象。出现痛经的主要原因是初发育的女孩宫颈长而紧，经流不畅，经血潴留于子宫腔而引起疼痛。这时可服用 30% 陈皮酊 10 毫升，每日 3 次；或用生姜 3 片，加红糖适量煮沸服用，使血流通畅，疼痛自可缓解消失。另外，食用艾叶煮蛋亦可见效。

07 中医是如何认识月经的？

咨询：我今年 27 岁，患月经不调已有一段时间。医生让我按周期服用西药，可是药一停问题又来了。我听说中医治疗月经不调的效果不错，准备服用一段时间中药调理一下。我知道中医和西医对疾病有不同的认识，请问**中医是如何认识月经的？**

解答：的确，中医和西医对疾病有不同的认识，中医对月经也有其独特的认识。月经是女性所特有的生理现象，因为月月如期，所以称为"月经"。中医学又把月经周期性的出现比作月亮的盈缺有期及潮汐到来有时，故又称之为"月事""月汛""月候""经候""经事"等。

《素问·上古天真论》中说："女子七岁，肾气盛，齿更发长；二七而天癸至，任脉通，太冲脉盛，月事以时下，故有子；三七肾气平均，故真牙生而长极；四七筋骨坚，发长极，身体盛壮……七七任脉虚，太冲脉衰少，天癸竭，地道不通，故形坏而无子也。"肾气旺盛，天癸产生，任脉与冲脉旺盛，各方面相互协调，产生月经。当代医家罗元恺提出"肾—天癸—冲任—子宫轴"的概念，他指出："肾—天癸—冲任—子宫构成一条轴，成为女性生殖功能与性周期调节的核心，这与西医学提出的下丘脑—垂体—卵巢—子宫轴有不谋而合之处，二者不能简单地画等号，但可相互参照理解。"

中医学认为，月经的产生，是肾—天癸—冲任—子宫轴在全身脏腑、经络、气血的协调作用下，子宫定期藏泄的结果。肾藏精，为先天之本，元气之根，肾在月经产生的过程中起主导作用。天癸是肾中精气充盈到一定程度时的产物，具有促进性腺发育而至成熟的生理效应，是促使月经产生的重要物质。由于月经的主要成分是血，心主血脉，肝主藏血、调节血液、疏导气机，脾主统血和生化血气，气为血帅，血赖气以周流，肺主一身之气，肾藏精，精生血，血化精，精血同源，故月经是否正常，与五脏有着密切的关系。

冲任二脉均起自胞中，冲脉又称血海，同女性的月经有密切关系。任脉主一身之阴经，为十二经之海，又为妊养之本，主胞胎。在天癸的作用下，任脉所司之精、血、津、液均趋于旺盛。冲脉则广聚脏腑之血，并下注于胞宫，使月经来潮。子宫主月经与孕育，具有定期藏泄的功能，在肾气盛的基础上，子宫逐渐发育，到天癸至之时，冲任广聚精血，血海满盈，下注子宫，则月经开始来潮。又在肝、肾等脏腑的调节下，形成定期藏泄的规律，使月经一月一潮，依期而至。

总的来说，中医学认为，月经的产生不是生殖脏器局部的作用，而是涉及全身多脏腑、多经络，并有天癸和气血参与的协同作用的结果。其中以肾为主导，天癸是促使月经产生的重要物质，冲任则在肾与天癸的作用下，把肝、脾、心、肺等脏腑之精、津、气、血输注于子宫，使之行使月经的功能。

08 中医所说的天癸是什么？天癸与月经有什么关系？

咨询： 我今年45岁，患月经不调已有一段时间，正在服用中药治疗。听中医讲人体内有一种叫天癸的物质，与月经有着密切的关系。麻烦您给我讲一讲：**中医所说的天癸是什么？天癸与月经有什么关系？**

解答： 天癸是中医学的术语，是指关系到人体生长发育和生殖的一种阴精，男女皆有。它来源于先天之肾气，又赖后天水谷之精气以滋养，逐渐发展成熟而存在于体内，经过30多年以后，随着肾气的逐渐虚衰而竭止。女子在14岁左右天癸至，促进其生长、发育，出现女性之体态，同时通过冲任二脉，促使血海充盈，子宫发育，并有月经来潮，当女子到了49岁左右，肾气由盛而衰，真阴不足，则天癸竭，故而导致冲任血海空虚，月经闭止，生殖功能随之消失。

清代医家马玄台在注释《素问》时说："天癸者，阴精也，盖肾属水，癸亦属水，由先天之气蓄极而生，故谓阴精为天癸也。"清代医家张志聪也说："天癸，天一所生之癸水也。"说明天癸是属阴属水的一种物质，乃人身的体液之一。《景岳全书·阴阳篇》也明确指出："元阴者，即无形之水，以长以立，天癸是也，强弱系之，故亦曰元精。"所谓无形之水，是对有异于肉眼可以看见者，如血液、尿液、汗液、唾液、泪液、精液等有形之体液而言，认为体液除了肉眼可以看见者外，还有一种肉眼看不见而客观存在于体内的微量体液，故曰无形之水，天癸是其中之一种。这种体液虽然肉眼看不见，但与人体的强弱关系甚大，谓之"以长以立，强弱系之"。天癸之作用与西医学所说的生殖系统的内分泌激素似有相同之处，所以说天癸是先于月经存在而促使其来潮的一种物质，与妇女月经和生殖能力相伴始终。

09 什么是月经病？月经病主要包括哪些疾病？

咨询： 我近 3 个月来月经总是错后 10 天左右，咨询医生说属于月经后期，是月经病的一种。我闺蜜刘某，近半年来每逢月经前都会出现难以忍受的下腹部疼痛，医生说是痛经，也属于月经病。请问<u>什么是月经病？月经病主要包括哪些疾病？</u>

解答： 月经是女性的一种正常生理现象，它从十三四岁来潮，直到五十岁左右消失，伴随每个女性数十年。月经病是指月经的期、量、色、质异常，以及伴随月经周期出现明显不适症状为特征的一类妇科疾病。月经病居女性"经、带、胎、产"四大疾病之首，是困扰女性朋友健康的常见病、多发病，严重影响着患者的工作、学习和生活。

月经病的临床表现形式多种多样，中、西医学有着不同的分类方法。

中医学所指的月经病，主要包括以月经周期异常为主的月经先期、月经后期、月经先后无定期、闭经，以行经期异常为主的经期延长，以经量异常为主的月经过多、月经过少，月经周期、经期及经量均异常的崩漏，伴随月经周期出现的痛经、经行头痛、经行眩晕、经行吐血、经行衄血、经行口糜、经行呕吐、经行泄泻、经行水肿、经行风疹块、经行声嘶、经行感冒、经行发热、经行身痛，以及绝经前后诸证（绝经期前后出现的与绝经期生理、病理有关的症候）。

西医学所称的月经病，主要是指功能失调性子宫出血、痛经、闭经、经前期紧张综合征、围绝经期综合征、上环后月经失调、人流后月经失调等。此外，西医学所称的子宫内膜异位症、多囊卵巢综合征、盆腔淤血综合征等，其主要症状虽然表现有某些月经病的症候，但又不全属月经病的范畴。

10 月经病的发病原因有哪些？

咨询： 我今年28岁，近半年来每逢月经前及月经期都会出现难以忍受的下腹部疼痛，医生说属于痛经，是月经病的一种。我知道引发月经病的原因多种多样，消除引发月经病的原因是防治月经病的重要一环。请问月经病的发病原因有哪些？

解答： 的确，引发月经病的原因多种多样，消除引发月经病的原因是防治月经病的重要一环。月经病的发病原因复杂多样，中、西医学有着不同的认识。中医学认为，月经病主要是因气血虚弱、肝郁气滞、瘀血阻滞、血热妄行以及肾气亏虚所致。西医学认为，月经病与内分泌功能失调、卵巢问题以及器质性病变或药物等的影响有关。

（1）中医学病因

气血虚弱：素体亏虚、过度劳倦、损伤脾气、气血生化之源不足，或大病、久病、大出血或长期慢性出血，都可使气血不足而发生月经病。如脾气统摄无权，可致月经先期量多，或崩中漏下；若冲任血少，胞脉空虚，可致月经后期、量少或闭经、痛经。

肝郁气滞：平素性情急躁，肝气抑郁，血行不畅，冲任阻滞，可致月经后期、量少、痛经、闭经。如疏泄失职，气血蓄溢失常，则可引起月经先后不定期；若肝郁脾虚，土受木抑，还可导致经行泄泻。

瘀血阻滞：气为血帅，气滞日久，则瘀血停留，或因感受寒冷，血为寒凝，胞脉阻闭，即可发为月经后期、量少、痛经或闭经。若证情历久，瘀血不去，新血不得归经，又可导致崩漏。

血热妄行：素体阳盛，过食辛辣，内蕴邪热，或肝郁化火，热迫血行，则能引起月经先期、量多，或崩漏下血；若气火炎上，载血上行，还可引起经行吐衄。

肾气亏虚：先天不足，体质虚弱，或早婚多产，损伤肾气，冲任亏虚，则可致月经量少或闭经；如肾失闭藏，冲任不固，又可引起崩漏下血；妇女随着年龄的增长肾虚逐渐显现，若肾虚阴阳不得维系，可引起绝经前后诸证。

（2）西医学病因

内分泌功能失调：主要是下丘脑—垂体—卵巢—字宫轴的功能不稳定或有缺陷，内分泌功能失调，即出现月经病。

卵巢问题：育龄期女性月经不调一般是因为卵巢黄体功能不强，常表现为有周期，但周期缩短，或者月经量比较多。

器质性病变或药物：包括生殖器官局部的炎症、肿瘤及发育异常、营养不良、颅内疾病；其他内分泌功能失调，如甲状腺、肾上腺皮质功能异常，糖尿病、席汉病等，肝脏疾病、血液疾病等。使用治疗精神病的药物、内分泌制剂或采取宫内节育器避孕者均可能发生月经不调。某些职业，如长跑运动员容易出现闭经。此外，某些妊娠期异常出血也往往被误认为是月经不调。

11 月经来潮与阴道出血有什么不同？

咨询： 我今年36岁，之前月经一直按时来潮，经期及量、色、质也都正常，这一次不知为什么，月经来潮半个月还没有过去，今天到医院就诊，经检查医生诊断为阴道出血，我是第一次听说阴道出血，请问**月经来潮与阴道出血有什么不同？**

解答： 这里首先告诉您，月经来潮与阴道出血是两个不同的概念。月经来潮是一种生理现象，是专指子宫内膜有规律性的剥脱出血，而阴道出血则泛指整个生殖道或其他脏器因病变而出血，然后由阴道流出，它属于病理现象，往往是疾病的一个征象。区别两者性质不同的出血，有助于疾病的早期诊治。那么，如何区别月经来潮与阴道出血呢？

（1）月经来潮不伴有其他疾病症状，体格检查未见异常，而病理性的阴道出血常常可以发现生殖器官疾病或其他疾病，并且可以伴随着腹痛、白带异常、尿频、发热、昏厥等各种各样的病证。

（2）月经来潮出血呈规律性，大部分人血量第一天少，第二三天多，以后逐渐减少而停止，需3~7天不等。而病理性的阴道出血没有规律性，呈持续状，量或多或少，有时可以发生休克，有的人有接触性出血史，即同房时有出血现象。

（3）月经血呈暗红色，其中含有子宫内膜、子宫颈黏液、阴道上皮细胞，一般不凝固，而病理性阴道出血颜色不定，可呈暗褐色，也可呈鲜红色，血液多凝固，其中的组织物排出也各不相同。

最后需要指出的是，病理性阴道出血可以表现为月经过多、经期延长，因此，有时往往很难与月经来潮区别，所以凡遇到自己不能判断出血的生理性与病理性时，要及时去医院就诊寻求专业医生的帮助。

12 阴道不规则出血要考虑哪些疾病?

咨询: 我以前月经周期、行经期及量、色、质都很正常，这一次月经来潮两周还没有过去，经检查医生说是阴道出血。听说阴道不规则出血或淋漓不尽可见于多种疾病，并不都是单纯的月经失调，我想了解一下：**阴道不规则出血要考虑哪些疾病?**

解答: 阴道出血是妇科常见的症状，可由许多疾病引起。除了正常的月经出血外，对于不正常的阴道出血，无论量的多少，色的深浅，均属于异常。常见的阴道出血性疾病如下：①老年性阴道炎、子宫颈糜烂及子宫颈息肉，多在妇科检查后或性生活后有少许新鲜出血，平时可能有血性白带（有时白带呈高粱米汤样或色如琥珀），子宫内膜炎、子宫内膜增殖症也能引起阴道出血；②功能失调性子宫出血及服黄体酮、己烯雌酚、避孕药等激素类药物，停药后引起的出血；③子宫肌瘤、子宫颈癌、子宫体癌及卵巢的颗粒细胞瘤等；④患血小板减少性紫癜、白血病及肝功能损伤；⑤流产、宫外孕、葡萄胎、恶性葡萄胎、绒癌等；⑥妊娠晚期出血，可能产生于前置胎盘、胎盘早剥、子宫破裂等；⑦产后出血可能为胎盘残留、子宫复旧不全、产褥感染等；⑧幼儿阴道出血，可能患阴道肉瘤等。

妇女不规则阴道出血或淋漓不尽，不一定都是单纯的月经失调。例如，患心脏病的妇女月经会提早或经血量过少，患慢性肝炎的妇女也会经血量过多或淋漓不尽，患血小板减少的妇女经血量也会过多，在子宫内膜癌的早期，就有月经持续时间长或不规则阴道出血，患子宫颈癌在早期有性生活后出血或绝经后间断性出血或赤带，到了晚期有不规则出血，持续时间、出血量及间隙时间都没有规律。卵巢病变多有不规则阴道出血或淋漓不尽。像这些病变，有月经失调的征象，但却不能作为单纯的月经失调去治疗，否则会延误病情。

为了及时发现并治疗疾病，自己应注意月经是否规则，月经次数与排经量是否比过去多，性生活后有无出血现象，月经来后是否迟迟不净或绝经后又有阴道见红，白带多否，颜色如何，秽臭或夹血情况怎样，解大小便时有什么不适，肛门有否坠胀感，皮肤有没有红点、紫斑，有无心悸、胸闷的感觉，如若有以上某些方面的改变，应立即到医院检查。早期诊断、早期治疗，对疾病治愈更有利，千万不要把阴道不规则出血都当作月经失调来治疗。

13 哪些药物可能会影响月经？

咨询：我今年42岁，以前月经周期、行经期及量、色、质都很正常，近3个月以来不知为什么，月经变得忽前忽后。我知道这是月经不调，听说引起月经不调的原因有很多，有些药物会影响月经，请您介绍一下，<u>哪些药物可能会影响月经？</u>

解答： 的确，引起月经不调的原因有很多，有些药物就影响月经。影响月经的药物有很多种，凡能影响卵巢功能和子宫内膜的药物，都会影响月经。影响月经的药物主要包括激素类和抗癌药两大类。

（1）激素类药：性激素的影响最大，常用的有雌激素、孕激素及雄激素，用药期间月经都有变化，甚至停药之后，其影响还能持续一段时间。例如避孕药，其中含有雌激素及孕激素，或只是孕激素。服药期间可以人为地控制月经来潮的时间，但有时会发生闭经或停药后闭经。因此，当服用这些药物期间，或停药不久出现了"月经不调"时，不必急于检查，随着时间的推移，药物的作用逐渐消失，月经可以自然恢复。如果停药后3个月月经尚未恢复，再进行检查。

肾上腺皮质激素也会影响月经，一般发生在较长时间用药之后。由于此类药用于治疗全身性疾病，即使对月经有些影响，也不能因此停止治疗。随着全身性疾病的好转康复，停药之后，其影响可逐渐消退，月经会逐渐恢复正常。

甲状腺素过量时也会影响月经，但为了补充身体的不足，服用后可以调整原来不正常的月经。

（2）抗癌药：此类药在杀灭或抑制肿瘤细胞生长的同时，对正常细胞也有杀伤作用。因此在用药期间或用药后不久，身体内的各种功能都受抑制，最明显的是血液和性腺系统，女性表现为月经不调或闭经，停止用药后可以自行恢复正常。

14 考试会引起月经紊乱吗?

咨询: 我是高三学生,正在备战高考,自从16岁开始月经来潮,我月经周期、行经期及量、色、质都很正常,这次月经来潮已10天仍没有过去,医生说我这种情况是备战高考紧张造成的,考试会引起月经紊乱,请问**考试会引起月经紊乱吗?**

解答: 这里首先告诉您,考试确实会引起月经紊乱。在人的一生中,青少年都是在学校度过的,免不了要经历各种考试。对于大多数女学生来说,考试并不会影响月经的正常规律,但对那些体质较差、心理素质不太健康的女学生来说,就有可能引起月经周期的紊乱。

月经是女性很敏感的一种生理活动,当外界环境的变化促使一个人的情绪波动不平衡时(如恐慌、紧张、烦躁等),首先受到影响和干扰的往往是月经。因为月经是卵巢分泌的激素刺激子宫内膜而形成的,卵巢分泌激素又要受丘脑下垂体激素和下丘脑释放激素的控制,所以无论是卵巢、丘脑下垂体或下丘脑,哪一部分或同时发生异常,都能影响月经。考试是一种紧张的脑力劳动,一般都会给考生带来精神压力,这种压力如果得不到及时的解脱,便会对大脑产生一种精神抑制,紧接着大脑的下丘脑也会同时受到抑制,就不能正常地分泌释放激素了,最后便干扰了月经的周期。另外,环境的巨大变化、工作的重大变动、突发事件所造成的严重精神压力和创伤等，也会导致情绪的高度兴奋或抑制，因而会干扰月经的正常规律。

怎样对待这类月经失调呢？一般精神上的抑制大多是一时性的，待引起情绪不平衡的因素消除之后，或是适应了新的环境之后，抑制作用就消失了，月经周期也就会恢复正常，不需要用药物或其他手段来治疗。比如，为了求学而远离故土亲人，到一个陌生的城市和一个全新的环境去生活，其孤独寂寞感常常会使一些女学生的月经周期发生紊乱。但当她们适应了新的环境之后，月经周期就会重新建立起来，无须用药。对此虽然也可以用激素治疗，但必须在医生的指导下进行，千万不可擅自盲目用药。

15 为什么青春期少女容易出现月经不规律？

咨询： 我女儿今年16岁，是中学生，自从月经第一次来潮开始至今已2年，月经有时2个月来1次，有时1个月来2次，很不规律，咨询医生说青春期少女就容易出现月经不规律，麻烦您给我讲一讲，为什么青春期少女容易出现月经不规律？

解答： 一般来说，女性的月经28天左右来1次，这为正常的月经周期，但在相当多的少女中，月经周期无规律可言，有的1个月来2次月经，有的2个月才来1次，有时甚至数个月不来月经，更有淋漓不断者。这种情况在月经初潮后的一段时间更为突出，因此少女困惑，家长着急，总以为是性发育不良的结果。其实，少女月经周期不准、不规律的主要原因是生理上的因素，不属病态。因为月经周期的调节主要是通过下丘脑、垂体和卵巢三者之间的相互作用，在青春期，下丘脑－垂体－卵巢轴的功能尚未完全发育成熟，虽然卵巢内有卵泡发育，并能分泌雌激素，但还不能正常排卵，一直要到卵巢发育成熟，卵泡才得以成熟，并排出卵子。只有当能正常排卵时，月经的来潮才会遵循一定的规律，即正常的月经周期和经量。也就是说，随着时间的推移，卵巢发育逐渐成熟，下丘脑－垂体－卵巢轴也逐步健全、完善，少女的月经自然变得有规律。所以，少女月经初潮后的1~2年内，出现月经周期不规律的现象大多数是正常的，少数少女月经不准的现象可延长到初潮后3~4年。

有一种情况应予注意，就是少女一开始月经尚正常且有规律，以后3~4个月不来，再以后经行量多，甚至淋漓不断，遇到这种情况应考虑是不是青春期功能失调性子宫出血。青春期功能失调性子宫出血是由于下丘脑－垂体－卵巢轴功能尚未完善，卵巢功能不稳定，加之少女情绪容易波动以及各种精神因素刺激等，使神经和内分泌系统功能失调，影响子宫内膜，发生异常出血所致。一旦出现青春期功能失调性子宫出血，要及时请医生进行诊治。

少女月经周期不准，少女与家长不必过于担忧和恐惧，因为心理因素也会影响月经周期的规律性，如情绪波动、环境改变、学习紧张等，这些因素一旦消除或对这些因素适应了以后，月经周期就会恢复正常。所以，少女要正确认识，了解这方面的知识，不要整天忧心忡忡，而要以平静的心态对待每次月经来潮。

16 人工流产后为什么会引起月经不调？

咨询： 我今年36岁，以前月经周期、行经期及量、色、质都很正常，自从半年前人工流产后月经就没有正常过，通常十天半个月来1次，医生说这种情况是月经不调，人工流产后就会引起月经不调，请问<u>人工流产后为什么会引起月经不调</u>？

解答： 绝大多数妇女能在人工流产术后1个月来月经，第一次恢复月经的时间可能提前几天或错后几天，均属正常现象，此后月经应当规律。虽然做人工流产的绝大多数妇女都没有什么不良反应，但由于体质不同，也有极少数妇女对药物或人工流产会有些反应，有少数出现月经不调甚至闭经。如手术后恢复不佳，有子宫颈、子宫腔粘连或子宫内膜功能层严重损伤，这时会出现月经不调，如月经后期、经血量过少，甚至闭经（人工流产引起的闭经也叫创伤性经闭），或出现月经无周期，几天1次，1个月中没有几天干净等。人工流产后之所以会引起月经不调，其原因主要有以下几个方面。

（1）环境变化、精神因素及营养失调等，可以影响中枢神经系统，从而抑制下丘脑、垂体、卵巢和子宫的功能。当身体受到内、外界因素的严重干扰时，如过分紧张、恐惧、忧伤、劳累、气候变化及手术等时，都可通过神经内分泌系统导致月经异常，这是人工流产后月经失调的主要原因之一。

（2）人工流产术后内分泌突然改变，尤其是胎盘绒毛膜促性腺激素骤然消失，使卵巢一时不能对垂体前叶促性腺激素发生反应，因而出现月经不调。

（3）子宫内膜功能层受损也是人工流产后引发月经不调的重要一环，人工流产致使子宫内膜功能层受损，可导致月经延迟，甚至有一段时间闭经。

总之，人工流产后一般不会出现月经不调，一旦出现月经不调，尤其是闭经，显然属于病态，应及时到医院就诊，进行恰当的治疗。

17 为什么有的妇女在绝经期后还会发生阴道出血？

咨询： 我今年51岁，绝经已半年，不知为什么这几天又来月经了，咨询医生说有一些妇女绝经一段时间后确实还会发生阴道出血，出现这种情况应及时到医院就诊，以免耽误病情，我要咨询的是：**为什么有的妇女在绝经期后还会发生阴道出血？**

解答： 妇女绝经后内分泌功能普遍低下，生殖器官萎缩，卵巢缩小、变硬、表面光滑，阴唇皮下脂肪减少，阴道黏膜变薄，并失去弹性，阴道上皮萎缩，糖原消失，这些都是正常的生理现象。但有的妇女在绝经一段时间后，又发生阴道出血，常见的原因如下。

（1）老年性阴道炎：由于卵巢功能衰退，雌激素水平低下，阴道上皮糖原消失，阴道分泌物减少，且呈碱性，局部抵抗力减弱，容易发生感染而致老年性阴道炎。临床表现为白带多，可有出血，有气味。检查发现阴道黏膜萎缩变薄，皱襞消失，在阴道黏膜处可见散在出血点及表浅溃疡。

（2）子宫内膜炎：绝经后子宫内膜因失去雌激素的作用而萎缩、变薄，间质纤维化，腺体少而且常呈囊性，表面上皮常有片状剥脱，加上宫颈内膜萎缩，颈管无黏液保护，细菌容易侵入而发生子宫内膜炎。临床表现为白带增多，少量出血。检查子宫增大、压痛，有时伴有发热。另外，慢性宫颈炎、宫颈糜烂以及宫颈息肉均可出现血性白带。

（3）功能失调性子宫出血：绝经后子宫内膜由于得不到雌激素的支持而萎缩，但有的患者绝经后子宫内膜仍受到来自肾上腺分泌的少量雌激素的刺激，子宫内膜生长而引起子宫出血。此种出血进行诊断性刮宫即可确诊。

（4）宫颈癌：宫颈癌为绝经后阴道出现常见的原因，表现为接触性出血、血性白带及不规则阴道出血。

（5）子宫内膜癌：子宫内膜癌表现为绝经期前后不规则阴道少量或中等量出血或血性白带。检查可见绝经后子宫不显萎缩，反而饱满、变硬，宫颈无异常改变。当宫腔或宫内有癌性病灶致引流不畅时，容易引起子宫积脓。

（6）卵巢癌：卵巢癌以颗粒细胞瘤多见，由于肿瘤产生大量的雌激素，已萎缩的子宫内膜受雌激素影响发生增生而致阴道出血。颗粒细胞瘤也可并发子宫内膜癌，检查时可发现有实质性肿块，大小不等，随着肿瘤的增大，部分可有囊性改变。

对于绝经后又发生阴道出血的患者，应详细了解出血的量、性状，出血距绝经时间的长短，盆腔有无包块及其他症状，可做 B 超、宫颈刮片等检查，必要时做诊断性刮宫，以尽快明确诊断，以便及时治疗。

18 诱发月经病的生活因素有哪些？

咨询： 我今年33岁，患痛经已半年，正在服药治疗，我知道痛经是常见的月经病之一，自从患病后我特别关注月经病的防治知识，听说生活起居与月经病有着十分密切的关系，诱发月经病的生活因素有很多，请问**诱发月经病的生活因素有哪些？**

解答： 的确，生活起居与月经病有着十分密切的关系，诱发月经病的生活因素有很多。恰当的生活起居有利于月经保持正常的规律，不良的生活习惯，在日常生活中注意不够，如饮食不节、劳逸失度、房劳损伤、情志失调、起居失常等，均易诱发月经病。

（1）饮食不节：饮食不节致病主要有饥饱失常和饮食偏嗜（包括过寒、过热）两个方面。人体赖水谷精微以化生气血，若饥不得食，渴不得饮，气血生化之源匮乏，气血得不到及时补充，脏腑功能低下，从而引发月经病，如月经后期、月经量少、闭经、经行色淡质稀、经行眩晕等。尤其是在哺育婴幼儿时期的妇女，在生产工作中与男子一样参与，而在家庭中又承担着较为繁重的劳动，往往简单地吃上一点即忙碌家务，以致营养摄入不足，从而导致月经病的发生。

人以五谷五味为养，饮食适当调配才能使营养丰富全面，若过于偏食某些食物，不但营养不全面，还会伤害脏腑功能，导致阴阳偏盛偏衰，发生各种月经病。若过食生冷，则易寒伤脾阳，导致寒湿内生，使气血凝聚，可出现月经后期、闭经、痛经、经行泄泻等；若过食辛热助阳之品，使热邪蕴郁，热扰胞宫，损伤冲任，可致月经先期、月经量多、崩中漏下、经行衄血等。

（2）劳逸失度：劳逸失度主要包括劳力过度、劳心过度及安逸过度等。劳力过度，强力劳作，易耗伤气血，而诱发月经之期、质、色、量发生异常或引起经行并发症的发生。若劳心过度，思虑无穷，易使阴血暗耗，经行之际营血益亏，心血亏虚，神失所养，每可引起经行失眠、经行心悸、经行眩晕等月经病。过度安逸对身体健康也十分有害，若有逸无劳，则气血运行不畅，脾胃功能低下，饮食减少，体力减退，同样可引起许多月经病的发生。

（3）房劳损伤：房劳损伤乃指纵欲无度。恣纵情欲是健康之大敌，房事不加节制，势必大伤阴精，破坏机体内部的阴阳平衡，从而导致疾病的发生。在临床中有不少的经量、经质、经色的异常与一些经行并发症，就是由于房劳损伤所造成，故此务须注意节欲。

（4）情志失调：长期的心情不愉快，或者突然的精神创伤，如丧事、失恋、惊恐、工作矛盾等，容易引起气机郁滞，气血运行失常，引起月经紊乱或闭经。西医学认为其原因主要在于月经受卵巢功能的控制，而卵巢功能又受脑垂体和下丘脑的控制，当受到各种刺激后，可以使下丘脑－垂体－卵巢轴的内分泌关系发生变化，使卵巢内分泌功能失常，而致月经不调，严重时可发生闭经。

（5）起居失常：经常日夜倒班工作，以及长期夜间作业、流动性工作如出差等，都可致使脏腑功能紊乱，气血不足或运行失常，下丘脑－垂体－卵巢轴的内分泌关系发生变化，使卵巢内分泌功能失常，而致月经不调。此外生活无规律，入睡无定时，过度娱乐等，也均可引起气血紊乱和卵巢内分泌功能失常而导致月经病。

19 诊断月经病的一般步骤是什么？

咨询：我今年 36 岁，以前月经周期、行经期及量、色、质都很正常，近 3 个月以来不知为什么月经周期总是错后 10 天左右，医生说是月经后期，属于月经病的一种，听说诊断月经病是有步骤的，麻烦您给我讲一讲，**诊断月经病的一般步骤是什么？**

解答：您听说的没错，诊断月经病确实是有步骤的。要正确诊断月经病，必须详细询问病史，做好体格检查，同时要结合辅助检查，重视鉴别诊断。中医诊断则应在四诊合参、明确病名的前提下，详加辨证，以辨明其不同的证型。

（1）询问病史：详细询问病史，首先是询问月经周期长短及经期时间，经血量的多少，经色的深浅，经质的稀稠。同时要询问发病的原因，如有无情志异常、劳累，有无口服避孕药及激素类药物，有无人工流产史、上环等宫腔操作手术。另外，还要注意询问患者年龄、孕产史及一般健康状况，如有无慢性肝病、血液病及代谢性疾病，除外非妇科因素引起的月经病表现等。

（2）体格检查：要做好体格检查，包括全身的发育及营养状况，有无出血点，测量血压、脉搏等。有性生活史的患者可做妇科检查，主要了解子宫发育情况、生殖系统有无炎症及肿瘤等。

（3）辅助检查：诊断月经病需要做的辅助检查较多，临床常用的有以下几种。①测定基础体温：可了解雌激素及孕激素水平，还可了解本次月经周期有无排卵，做以上检查时需要患者连续测定2~3个月经周期，通过前后对比才能考查到激素水平的变化，如果一次月经周期中基础体温呈双相变化，即在月经后半期平均体温较前半期上升0.3~0.5℃，基础体温双相后能保持12天以上才下降，月经来潮，说明黄体功能尚好，相反如不能维持12天，则说明黄体功能不良；②宫颈黏液涂片：可了解雌激素及孕激素水平，还可了解本次月经周期有无排卵，由羊齿状结晶转变为椭圆体，说明本次月经周期有排卵；③阴道脱落细胞学检查：如以中层细胞为主，说明雌激素水平尚低，通过连续观察发现细胞由中层细胞逐渐变为表层细胞为主，其中角化细胞数目逐渐增加达到40%~60%，说明雌激素水平已达较高水平；④诊断性刮宫检查：必要时行诊断性刮宫了解子宫内膜情况，根据病理报告了解内膜有无分泌期改变，可了解有无排卵，若分泌不足，则黄体功能欠佳，内膜显囊性增生、腺型性增生，可诊断为功能失调性子宫出血；⑤B超检查：通过 B 超检查了解子宫有无肌瘤、内膜厚度，附件上有无包块等；⑥宫腔镜检查：通过宫腔镜检查，可直接观察到子宫腔内有无内膜息肉、黏膜下子宫肌瘤等；⑦内分泌功能检查：检查内分泌功能，如雌激素、孕激素、促卵泡生成素、促黄体生成素、雄激素、泌乳素等，以了解内分泌功能情况；⑧其他检查：除上述检查外，还应根据病情的需要检查血红蛋白、血小板计数，出、凝血时间，以及肝、肾功能，甲状腺功能等。

（4）鉴别诊断：由于月经病的表现复杂多样，并且常伴有其他疾病，所以在确立月经病的诊断时，还应注意掌握其诊断标准，重视鉴别诊断，以避免诊断失误。

（5）中医诊断：辨证论治是中医的特色和优势，在明确西医诊断的前提下，中医还应四诊合参，详加辨证，以确立其中医病名，辨明其属于何种证型，以便制定适宜的治则和方法。

20 怎样知道自己是否得了月经病？

咨询： 我今年 29 岁，是银行职员，近 3 个月来月经总是提前 10 天左右，医生说属于月经先期，是月经病的一种，我知道月经病是困扰女性朋友健康的常见病、多发病，及早发现、及时治疗十分重要，我要咨询的是：怎样知道自己是否得了月经病？

解答： 月经应该有正常的周期、经期、经血量、经色和经质，凡是月经的期、量、色、质异常，以及伴随月经周期出现明显不适症状的妇科疾病，均称之为月经病。例如，正常的月经周期为 28 天 ±7 天，若周期短于 21 天或长于 35 天，均属不正常；正常的经期应为 3~7 天，如果经期短于 3 天或长于 7 天也属月经病范畴。另外，未满 10 周岁月经来潮者，为早发月经；15 岁以后初潮者，为迟发月经，也属月经病。如果经血量过多超过 80 毫升，或少于 30 毫升，均为经血量异常。经血色过淡、过暗，经质过稠或过稀，也均为异常的月经。此外，一些伴随月经周期出现的腰痛、头痛、烦躁、水肿等，也可诊断为月经病。需要注意的是，有少数妇女身体并无特殊不适，2 个月月经来潮一次为并月，3 个月来潮一次为居经，1 年月经来潮一次为避年，另有终身无月经来潮却受孕者为激经，这些个别现象若经妇科检查无明显异常者，一般不视为病理现象。

由上可以看出，要知道自己是不是得了月经病，需要从月经时间、经量多少、月经颜色、月经性状以及自身不适等方面来考虑。

（1）月经时间：如果月经提前或推后 1 周，而无其他不适，仍属正常月经，月经来潮后一般在 3~7 天内干净也是正常的，但是如果平时月经很正常，无其他明显的特殊诱因，出现月经超前或推迟 7 天以上，应考虑是否月经先期或月经先后不定期等病变。

（2）经量多少：经量一般在 30~60 毫升，如果每次月经量少于 30 毫升或超过 80 毫升，应考虑月经过少、月经过多、崩漏等病变。

（3）月经颜色：正常的经血应是暗红色的，如果是鲜红色、紫红色或淡黄、咖啡色均属不正常，应考虑是否因气滞、血瘀、血热等病因诱发月经病。

（4）月经性状：正常的月经稍带黏性，并夹有少许子宫内膜碎片及小血块，如果月经血又黏又稠，或清稀如水，或夹有较多血块，应注意是否有子宫肌瘤、贫血等。

（5）自身不适：一般正常的月经期可有一些不适，但如果症状较明显，如痛经、经前水肿、经行情志异常等，均属病态，应及时就医。

21 什么是月经不调？月经不调是怎样引起的？

咨询： 我今年30岁，以前月经周期、行经期及量、色、质都很正常，近3个月来不知为什么月经变得忽前忽后，咨询医生说是月经不调，我听说过月经不调，至于什么是月经不调就不清楚了，请问**什么是月经不调？月经不调是怎样引起的？**

解答： 凡是月经的周期或经量出现异常者，称为"月经不调"。《妇科玉尺》中说："经贵乎如期，若来时或前或后，或多或少，或月二、三至，或数月一至，皆为不调。"所以，月经不调有以月经周期改变为主的月经先期、月经后期、月经先后无定期、经期延长，和以经量改变为主的月经过多、月经过少等。月经不调是常见的妇科疾病，除期、量的异常改变外，常伴有经色、经质的变异，临证时应结合色、质进行辨证施治。

中医学认为，月经不调是由于感受外邪、情志所伤、生活困扰、瘀血壅滞及体质因素等所引发的。例如饮食失常、劳累及思虑过度，导致脾虚统摄血液功能失常；或感受热邪，血热妄行导致月经先期。又如涉水淋雨，或贪凉饮冷，感受寒邪，血行不畅；或忧思抑郁，气机不畅不能行血；或久病体虚，蓄血不足，冲任血虚，可导致月经后期。此外，情绪紧张或抑郁，肝气失于调畅，亦可导致月经先后不定期等。

西医学和中医学有着不同的理论体系，西医学认为月经不调是指功能失调性月经紊乱，主要是由于神经、内分泌失调引起的子宫内膜异常出血。因为人体的月经是由下丘脑－垂体－卵巢轴，即所谓的"性轴"来调节的，其中任何一个环节出现病变，均可导致功能失常，发生月经先期、月经后期、月经先后无定期、经期延长等月经不调。

22 什么是月经先期？发病原因有哪些？

咨询： 我今年20岁，从16岁开始月经来潮，月经周期、行经期及量、色、质都很正常，近3个月来不知为什么月经总是提前10天左右，今天到医院就诊，医生说是月经先期，建议服用中药调理，我要问的是：**什么是月经先期？发病原因有哪些？**

解答： 月经周期连续三次提前7天以上，甚至1个月两潮者，称为月经先期，亦称之为"经期超前"或"经早"，相当于西医学月经失调中的月经过频，属于以周期异常为主的月经病。如月经周期每次仅超前3~5天，且无其他明显不适症状，属正常范围；月经偶尔超前1次者，虽提前日期较多，但下次月经按期来潮，亦不作先期论。月经先期常合并月经过多，严重者可发展为崩漏。

中医学认为，月经先期的发病主要是血热迫血妄行，或气虚不能固摄冲任所致。血热者，素体阳盛或过食辛辣助阳之品；或情志抑郁，郁而化火；或久病失血伤阴，阴虚阳盛，热迫血行，冲任不固，致经血先期而下。正如《丹溪心法》中所说，"经水不及期而来者，血热也"。气虚所致月经先期者，由于饮食失节，或劳倦过度，损伤心脾，以致脾虚气弱，统摄无权，冲任不固，而致月经先期而潮。如《景岳全书·妇人规》中指出，"若脉证无火，而经早不及期者，乃心脾气虚，不能固摄而然"。

西医学认为，引发月经先期的原因是黄体功能不足。黄体功能不足主要由神经内分泌调节功能紊乱、黄体细胞功能不足、血清泌乳素过高或过低、前列腺素的影响、运用促排卵药造成黄体功能不全，以及子宫内膜黄体酮受体缺乏或反应不良、子宫内膜炎症或内膜结核，造成假性黄体功能不全所致。

23 什么是月经后期？发病原因有哪些？

咨询： 我以前月经周期、行经期及量、色、质都很正常，近3个月来不知为什么月经总是错后10天左右，医生说是月经后期，属于月经病的一种，我听说过月经后期，至于什么是月经后期就不太清楚了，请问<u>什么是月经后期？发病原因有哪些？</u>

解答： 月经周期每月推后7天以上，甚至四五十天一潮，经期正常，连续3次以上者，称为月经后期，亦称"经期退后""经期错后""迟经"，相当于西医学月经失调中的月经稀发，属于以周期异常为主的月经病。如仅延后3~5天，且无其他不适者，不作月经后期论；若偶见延后一次，虽推迟日期较多，但下次来潮仍然如期者，亦不属病态。在青春期初潮后1~2年内，或进入围绝经期者，月经时有延后，但无其他证候者，也不作为月经后期之病。月经后期如伴经血量少，常可发展为闭经。

中医学认为，月经后期之发生有虚有实。虚者，由于机体营血不足，血海空虚，不能按时满溢；实者，经脉不通，冲任受阻，气血运行不畅，因而后期。临床常见的月经后期有血寒、血虚和气滞，血寒者，经行之际，过食生冷，或冒雨涉水，感受寒邪，搏于冲任，血为寒凝，则属实寒后期；或因素体阳虚，阳虚生内寒，寒则脏腑气机不行，影响血的生成，冲任血虚，血海不能按时而满，则属虚寒后期，正如《景岳全书·妇人规》中所说："凡血寒者，经水必后期而至。"血虚者，因久病体虚，或长期慢性失血，或产乳过多，数伤其血，或饮食劳倦伤脾，生化之源不足，营血衰少，至冲任血虚，血海不能按时满盈，经水因而后期，如《丹溪心法》所云："过期而来，乃是血虚。"气滞者，素多抑郁，气滞不宜，血行不畅，冲任受阻，以致经行后期，正如《万病回春》所谓："经水过期而来紫黑成块者，气郁血滞也。"

西医学认为，月经稀发的原因较为复杂，主要是因为卵巢的排卵功能障碍，与雌激素、孕激素失调有关。

24 什么是月经先后无定期？发病原因有哪些？

咨询： 我今年 25 岁，从 15 岁开始月经来潮，月经周期、行经期及量、色、质一直都很正常，近段时间不知为什么月经变得忽前忽后，咨询医生说是月经先后无定期，属于月经病的一种。我要咨询的是：**什么是月经先后无定期？发病原因有哪些？**

解答： 月经不按周期来潮，或前或后 1~2 周，无一定规律，连续 3 个周期以上者，称为月经先后无定期，亦称之为"月经愆期"，相当于西医学的月经失调，属于以周期异常为主的月经病。月经先后无定期患者表现无一定规律，可以连续提前 2 个周期，又往后延 1 次；也可以连 2 个周期推后，又提前 1 次，或前后错杂。青春期初潮后 1 年内及围绝经期月经先后无定期者，如无其他情况，可不予治疗。

中医学认为，月经先后无定期的发生主要是气血不调，冲任功能紊乱，血海蓄溢失常所致。而导致气血不调的原因与肝肾关系密切，临床以肝郁、肾虚为多。肝郁者，肝司血海而主疏泄，宜条达，若情志抑郁，或忿怒伤肝，致使肝气逆乱，疏泄失司，冲任失调，血海蓄溢失常，则发月经先后无定期，疏泄过度则月经先期而至，疏泄不及则月经后期而来，遂成愆期。肾虚者，肾主闭藏，若素体肾气不足，或房事不节，或孕育过多，损伤冲任，以致肾气不守，闭藏失职，冲任功能紊乱，血海蓄溢失常，则发月经周期错乱，出现月经先后无定期。

西医学认为，月经先后无定期是由于卵泡发育不良或下丘脑、垂体功能不足，引起排卵后黄体功能不足，表现在黄体期缩短或黄体萎缩不全，出现月经周期缩短或经期延长，此类患者多发生在育龄妇女。

25 什么是经期延长？发病原因有哪些？

咨询： 我今年24岁，从15岁开始月经来潮，月经周期、行经期及量、色、质都很正常，这次月经不知为什么来潮已10天仍然淋漓不净，咨询医生说属于经期延长，建议服用中药进行调治，麻烦您给我讲一讲，**什么是经期延长？发病原因有哪些？**

解答： 月经周期基本正常，行经时间延长7天以上，甚至淋漓不净达半月之久者，称为经期延长，亦称"月水不断"或称"经事延长"，相当于西医学之功能失调性子宫出血的黄体萎缩不全，或子宫内膜修复延长（卵泡期出血）、子宫内膜炎等。

经期延长是临床常见的月经病之一，中医认为经期延长的发生主要是冲任不固所致，与肝、脾、肾关系密切，临床以气虚和血热引发者为常见。气虚者，素体中气不足，或劳倦伤脾，脾气益虚，失于统摄，冲任不固，而致经血淋漓不净。正如《妇人良方大全》中所说，"妇人月水不断，淋漓腹痛，或因劳损气血而伤冲任"。血热者，素体阴虚，或房事不节，或孕产过多，精血内耗，阴虚内热，热扰冲任，经血失守，以致经事淋漓。另外也有因忿怒伤肝，疏泄失度而致月水不断者。正如王孟英所言，"有因热而不循其常度者"。

西医认为，经期延长多为功能性病变，常因下丘脑－垂体－卵巢轴之间的调节失衡，内分泌功能紊乱所致。例如黄体萎缩不全，导致子宫内膜不规则剥脱而引起经期延长，或月经来潮后雌激素水平偏低，使子宫内膜的修复迟缓而致月经延长。

26 什么是月经过少？发病原因有哪些？

咨询： 我今年 27 岁，以前月经周期、行经期及量、色、质都很正常，近 3 个月来不知为什么月经量不仅明显减少，行经时间也由 5 天左右缩短到 1~2 天，咨询医生说属于月经不调中的月经过少。我想了解一下，<u>什么是月经过少？发病原因有哪些？</u>

解答： 月经周期基本正常，而经量明显减少，或行经时间缩短，甚或点滴即净者，称为月经过少，亦称之为"经水涩少"，一般经血量少于 30 毫升者为经血过少。月经过少相当于西医学之幼稚子宫、子宫发育不良、性腺功能低下、子宫内膜结核等引起的月经量少。

中医认为，月经过少的发病机制有虚有实。虚者多为营阴不足，血海空虚；实者多为冲任受阻，血行不畅所致。临床常见的有血虚、肾虚、血瘀三种类型。血虚者，久病或大病后，阴血不足，或饮食劳倦伤脾，生化之源不足，以致冲任不盛，血海不足，而致经行量少，正如《万氏妇科》中所说："瘦人经水来少者，责其血虚也。"肾虚者，禀赋先天肾气不足，或因多产房劳，冲任劳损，血海不盈，以致月经量少。血瘀者，多因寒邪客于胞宫，以致经脉阻滞，血行不畅，而月经量少。

西医认为，经血量少的发病原因主要与子宫因素、卵巢因素、垂体下丘脑因素以及手术损伤、药物作用等有关。子宫因素者，有子宫发育不良、子宫内膜结核、子宫内膜炎等；卵巢因素者，主要是卵巢功能早衰或单纯性性腺发育不全；垂体下丘脑因素者，主要是下丘脑促性腺释放激素或垂体促性腺激素分泌下降或失调；手术损伤引起者，多因人工流产刮宫过深或宫腔电灼术等，损伤了子宫内膜的基层或导致子宫腔粘连等；至于药物作用，多由于长期服用某些药物，如口服避孕药，可引起经血量减少，甚至闭经。

27 经血量过少需与哪些疾病相鉴别？

咨询： 我以前月经一直都很正常，这次不知为什么不仅行经时间仅2天，月经量还特别少，医生怀疑是经血量过少，说除经血量过少外，激经、先兆流产等也会出现类似的表现，临床中应注意鉴别。请问**经血量过少需与哪些疾病相鉴别？**

解答： 医生说的没错，除经血量过少外，激经、先兆流产等疾病也会出现类似经血量少的表现。经血量过少需注意与激经、先兆流产、赤带以及一些内科疾病相鉴别。

（1）激经：激经是指个别妇女在怀孕后月经仍按月来潮，

一般出血量较未孕时明显减少。因有正常的周期性出血，许多妇女往往认为没有怀孕而不进行检查，此时查血、尿绒毛膜促性腺激素为阳性即可鉴别。

（2）先兆流产：先兆流产者阴道出血量往往较正常经血量少，可伴有轻度小腹胀痛、腰痛，并可有恶心、呕吐等早孕反应。与经血量过少不同的是先兆流产者一般均有停经史，另外查血、尿绒毛膜促性腺激素阳性。同时经血量少者一般月经周期规律、没有停经史，即使有月经延长的情况，查血、尿绒毛膜促性腺激素为阴性即可区别。另外，还可查 B 超，先兆流产者子宫腔内可见胎囊，而经血量少者没有胎囊。

（3）内科疾病：贫血、营养不良、肝硬化、代谢性疾病（如甲状腺功能亢进）等，均可导致经血量少，经血量少只是这些疾病的一个症状。通过全身查体、B 超、血常规、肝功能、甲状腺功能等检查，可以鉴别。

（4）赤带：赤带是指白带中带有血丝，并不是真正的月经来潮，可由内分泌紊乱、盆腔炎症、宫腔炎症、宫颈炎症导致。因此，当发现偶尔出现经血量少时，可到医院行妇科检查，以排除是否因宫颈炎症造成的接触性出血、宫腔息肉出血等。另外，赤带者还有规律的月经周期，正常的经血量，因此可与经血量少相鉴别。

28 什么是月经过多？发病原因有哪些？

咨询： 我从 15 岁开始月经来潮，月经周期、行经期及量、色、质都很正常，近 3 个月来不知为什么虽然月经周期、经期基本正常，但经血量明显增多，咨询医生说是月经过多，建议用中药调理，我要咨询的是：**什么是月经过多？发病原因有哪些？**

解答： 月经的周期、经期基本正常，经血量明显超过正常月经者，称为月经过多，又称经水过多。一般认为经血量以 30~60 毫升为正常范围，超过 80 毫升即为经血过多。月经过多相当于西医学的排卵型功能失调性子宫出血引起的经血过多（如黄体萎缩不全），或子宫肌瘤、子宫腺肌瘤、子宫内膜异位症、子宫肥大症等引起的经血过多。

中医认为月经过多的发病机制主要是气虚或血热，因气为血帅，血随气行，气虚则摄纳无权，血失统摄，血热则迫血妄行，流溢失常，均可致月经过多。气虚者，多因体质素弱或久病伤脾，中气不足，经行之际，气随血泄，气虚日甚，冲任不固，不能摄血，以致月经过多，此乃《坤元是保》所说的"冲任虚衰，气不固也"。血热者，素体阳盛，阳盛则热，或七情过激，郁而化火，或过服暖宫之药，以致血分蕴热，热迫血行，因而月经量多，正如《妇科玉尺》中所云："经来过多不止，平日瘦弱，常发热者，由火旺也。"

西医认为黄体萎缩不全，雌激素、孕激素不能迅速下降，子宫内膜脱落不全，可导致经血量增多。也有研究认为，经血过多与子宫内膜纤维蛋白溶解活性增强、子宫内膜的闭合和凝血过程受到抑制有关，其中可能还与子宫局部前列腺素升高有关。至于子宫肌瘤、子宫腺肌瘤、子宫内膜异位症、子宫肥大症等，也是引起月经过多的常见原因。

29 什么是崩漏？发病原因有哪些？

咨询： 我今年35岁，是电业局职工，以前月经一直都很正常，这次不知为什么月经来潮已3周仍然淋漓不净，今天到县中医院就诊，医生说是崩漏，建议服用中药调治。我知道崩漏是中医的病名，我要咨询的是：**什么是崩漏？发病原因有哪些？**

解答： 崩漏的确是中医的病名。妇女不在行经期间阴道大量出血，或持续下血，淋漓不断者，称之为崩漏，亦称"崩中漏下"。来势急、出血量多的为"崩"，出血量少或淋漓不净的为"漏"。崩与漏的临床表现虽然不同，但其发病机制则一致，在疾病发生、发展过程中，常可互相转化，如血崩日久，气血大衰，可变成漏，久漏不止，病势日进，亦能成崩，正如《济生方》所云："崩漏之疾，本乎一证，轻者谓之漏下，甚者谓之崩中。"崩漏是多种妇科疾病所表现的共有症状，如功能失调性子宫出血、女性生殖器炎症、肿瘤等所出现的阴道出血，都属崩漏的范畴。

中医认为崩漏的发生主要是冲任损伤，不能制约经血所致，正如《诸病源候论》中所说："崩中之状，是伤损冲任之脉。冲任之脉，皆起于胞内，为经络之海，劳伤过度，冲任气虚，不能制约经血。"引起冲任损伤的原因，则以血热、血瘀、脾虚和肾虚为多见。血热者，素体阳盛，或感热邪，或过食辛辣助阳之品，或情志过激，肝火内炽，热伤冲任，迫血妄行，致成崩漏。血瘀者，经期产后，余血未尽，或夹外感，或夹内伤，瘀血内阻，恶血不去，新血不得归经，而致崩漏。脾虚者，素体脾虚，或忧思不解，或饮食劳倦，损伤脾气，气虚下陷，统摄无权，冲任不固，致成崩漏。肾虚者，素体肾气不足，或因早婚、房劳伤肾，以致封藏不固，冲任失摄，成为崩漏。

西医之功能失调性子宫出血是崩漏之最常见的疾病，正常月经周期有赖于下丘脑－垂体－卵巢轴的调节以及大脑对其控制和反应，功能失调性子宫出血的原因是促性腺激素或卵巢激素在释出或平衡方面的暂时性变化。机体内外许多因素，如精神过度紧张、恐惧、忧伤、环境和气候骤变以及全身性疾病，均可通过大脑皮质和中枢神经系统影响下丘脑－垂体－卵巢轴的相互调节，营养不良、贫血及代谢紊乱也可影响激素合成、转运和对靶器官的效应而导致月经失调，出现崩漏。此外，女性生殖器炎症、肿瘤等导致的阴道出血，亦可呈现崩漏之证。

30 什么是功能失调性子宫出血？临床分为几种类型？

咨询： 我以前月经都很正常，这次月经淋漓半月仍不干净，经检查诊断为功能失调性子宫出血，我知道女性朋友容易患功能失调性子宫出血，听说功能失调性子宫出血还有不同的类型，请问<u>什么是功能失调性子宫出血？临床分为几种类型？</u>

解答： 功能失调性子宫出血亦称功能性子宫出血，简称宫血，是指调节生殖的神经内分泌机制失常，而非生殖器官本身的器质性病灶或全身疾病所引起的异常子宫出血。功能失调性子宫出血表现为卵巢无排卵或虽有排卵，但卵泡或黄体发育异常，性激素合成与分泌失调，导致子宫内膜发育异常。

功能失调性子宫出血可分为无排卵型和排卵型两种类型，无排卵型常见于卵巢开始成熟的青春期和开始衰退的更年期，由于下丘脑－垂体－卵巢轴功能失调，致使不能促进卵泡排卵造成，这种类型最多见，占功能失调性子宫出血的80%~90%。排卵型发生于生育年龄，可见于流产或分娩后，虽然有排卵，但由于内分泌调节尚未恢复，以致出现功能失调性子宫出血。

无排卵型功能失调性子宫出血主要的特点是月经周期紊乱，经期长短不一，出血量时多时少，甚至大量出血，有时先有短时间停经，以后发生大量持续不断出血，以致使患者误认为自己是有过 1 次流产，但并没有组织排出。无排卵型功能失调性子宫出血的患者妇科检查无明显异常，基础体温呈单相，宫颈黏液涂片可见不同等级的羊齿状结晶，子宫内膜检查有增殖期改变。

排卵型功能失调性子宫出血的临床特点是尚有规律的月经周期，但又有两种不同的表现。一种是黄体发育不健全，这类患者基础体温表现双相，但是黄体期短于 12 天或基础体温上升幅度低于 0.5℃，因此月经周期缩短，容易发生不孕或流产；另一种是黄体萎缩不全，这类患者基础体温也是双相，但高温相持续时间延长，因此月经持续时间延长，月经前后有淋漓不断的出血，于月经第五天刮宫仍可有分泌期子宫内膜。

31 功能失调性子宫出血需要做哪些方面的检查？

咨询：我以前月经都很正常，这次来潮已 3 周仍然淋漓不净，医生说是功能失调性子宫出血，建议做宫颈黏液检查，既然确诊为功能失调性子宫出血，为什么还要做宫颈黏液检查？请问**功能失调性子宫出血需要做哪些方面的检查？**

解答：一般来讲，功能失调性子宫出血根据月经失调的病史和检查，在排除生殖器官疾病和全身出血性疾病以后，即可做出诊断。由于功能失调性子宫出血是内分泌功能失调引起的，所以需要通过一些有关检查来了解内分泌的功能情况和出血类型。功能失调性子宫出血常用的检查方法有以下几种：

（1）测量基础体温：这是识别有无排卵和黄体功能是否正常的一个简便而实用的方法。正常有排卵月经的妇女，基础体温呈双相型，即排卵前体温较低，排卵后体温上升 0.3~0.5℃。无排卵型功能失调性子宫出血的妇女，基础体温呈单相型（无前低后高现象）。排卵型功能失调性子宫出血的妇女，基础体温呈双相型，但是排卵后体温缓慢上升或上升的幅度偏低，也可能是下降缓慢，时间较长，表现黄体功能不全。

（2）宫颈黏液检查：宫颈黏液的分泌受卵巢激素的影响，通过检查宫颈黏液可以了解卵巢的功能情况。

（3）阴道脱落细胞涂片检查：阴道上皮细胞受卵巢激素的影响，有周期性变化，故通过阴道脱落细胞检查能间接地了解卵巢功能。

（4）子宫内膜病理检查：通过刮宫取子宫内膜做病理检查，无排卵型功能失调性子宫出血的子宫内膜只有增殖期改变而无分泌期变化，而排卵型功能失调性子宫出血的子宫内膜呈分泌不良现象或在月经期第五天刮出的子宫内膜仍有分泌期形态改变。

32 哪些疾病容易误诊为功能失调性子宫出血？

咨询： 我今年44岁，以前月经都很正常，这次月经淋漓3周仍不干净，医生说是功能失调性子宫出血，正在服用中药调治，听说有些疾病与功能失调性子宫出血有相似的表现，容易误诊，我想了解一下，**哪些疾病容易误诊为功能失调性子宫出血？**

解答： 功能失调性子宫出血可发生于妇女从初潮至绝经的任何时期，但以青春期及更年期多见，其临床表现有多种形式，一般表现为闭经一段时间以后出血不止，也有的患者表现为经血过多、过频、过长或不规则的流血。功能失调性子宫出血除子宫出血外，尚可出现不同程度的贫血现象，以及由于贫血而引起的一系列临床症状，如头昏、乏力、浮肿、腰酸、心悸、疲倦等。

诊断功能失调性子宫出血并不困难，但有些疾病与功能失调性子宫出血有相似的临床表现，容易误诊，临床中应注意区别。就临床来看，以下疾病容易误诊为功能失调性子宫出血。

（1）全身性疾病：高血压，因血压过高，造成出血量多；血液病，如血小板减少性紫癜、再生障碍性贫血、白血病，导致经血量多且不止；严重的肝肾疾病、甲状腺功能亢进或低下，均能影响卵巢激素的代谢而引起子宫出血。

（2）生殖系统器质性病变：如子宫肌瘤、子宫腺肌瘤、子宫内膜炎、子宫结核、子宫内膜息肉，以及一些恶性病变，如子宫内膜癌、绒癌、卵巢肿瘤等，均可造成子宫不规则出血，可能会误诊为功能失调性子宫出血。

（3）妊娠的并发症：如流产、早期宫外孕、滋养细胞疾病、胎盘残留、子宫复原不良等，均可造成不规则的子宫出血。

另外，其他一些疾病，如生殖器的炎症也可引起月经不调、上环术后、服用避孕药不当、性激素药物治疗不当，均可引起不规则子宫出血，容易与功能失调性子宫出血混淆而误诊为功能失调性子宫出血。

33 青春期功能失调性子宫出血是怎么回事？

咨询：我女儿今年 17 岁，14 岁开始来月经，月经周期一直维持在 28 天左右，月经持续时间在 5 天左右，这次不知为什么月经淋漓半月仍不干净，咨询医生说是青春期功能失调性子宫出血，请问<u>青春期功能失调性子宫出血是怎么回事</u>？

解答：青春期（一般在 13~18 岁）是生殖器官从幼稚向成熟过渡的阶段，所谓青春期功能失调性子宫出血，即发生于青春期的功能失调性子宫出血，是指女性月经初潮之后（一般指 13~18 岁之女性），由于下丘脑－垂体－卵巢轴尚不成熟、功能尚不完善，加之受诸如精神紧张、环境改变、营养不良等因素的影响，致使月经不调，出现阴道不规则出血，量或多或少，或淋漓不断者，中医称之为"室女崩漏"。

中医认为肾主生殖、藏精，是月经产生的主导，故谓经水出于肾。青春期身体仍处于快速生长发育时期，由于肾气始盛，尚未充实，天癸初至，冲任二脉的气血充盈和流通尚未稳定，容易受体内外各种因素之侵扰，致使脏腑功能紊乱，引发诸如肝肾阴虚、脾肾阳虚、气虚不摄、血热妄行等病理变化，导致经血非时而下，量或多或少，或淋漓不断，而呈现崩漏之证，所以也称之为"青春期崩漏"。

西医认为青春期功能失调性子宫出血是无排卵型功能失调性子宫出血的一种类型，是由于初潮后的少女，由于下丘脑和垂体的调节功能未臻成熟，他们与卵巢间尚未建立稳定的周期性调节和正负反馈作用造成的。由于青春期少女下丘脑－垂体－卵巢轴尚不成熟、功能尚不完善，极易受外界因素，如精神过度紧张、环境改变、气候骤变、情志异常、营养不良等的影响，不能建立规律排卵，卵泡虽然能发育但无排卵，因而没有黄体形成。增生的子宫内膜脆弱易损，因为没有孕激素的维持作用，创面血管缺乏周期性收缩，一处修复，另一处又出血。加上本身的雌激素水平较低，修复功能不良，导致月经紊乱，出现阴道不规则出血。

青春期功能失调性子宫出血临床表现为初潮后月经稀发，短时停经后突发不规则性月经过多，经期延长，淋漓不止。青春期功能失调性子宫出血常需治疗后才能止血，个别出血不止者还可因失血过多造成严重的贫血。

34 闭经是怎么回事？

咨询：我今年40岁，以前月经一直按时来潮，行经期及量、色、质也都正常，这次不知为什么月经错后4个多月仍没有来潮，今天到医院就诊，经检查医生说是闭经，建议用中药调治，我知道闭经是一种月经病，我要问的是：<u>闭经是怎么回事？</u>

解答：月经是女性的一种生理现象，大凡女子年逾18岁，仍不见月经来潮，或曾来过月经，但又连续闭止3个月以上者，称之为闭经。其中前者称为原发性闭经，后者为继发性闭经。有的少女初潮后一段时间内有停经现象和围绝经期停经与绝经，以及妊娠期或哺乳期暂时性的停经等，都属生理现象，不作闭经论。也有的女性由于生活环境的突然改变，偶见一两次月经未来潮，又无其他不适者，亦不作闭经论。至于先天性无子宫、无卵巢、无阴道或处女膜闭锁等器质性病变所致的闭经，非药物治疗所能奏效，不属于本书讨论的范围。

闭经的发病原因复杂多样，中医将引起闭经的原因归纳起来，认为不外虚实两端。虚者多因先天不足，或后天损伤，以致肝肾不足，或气血虚弱，导致血虚精少，血海空虚，无余血可下，但也有阴虚血燥而致闭经者；实者多因邪气阻滞，如气滞血瘀、痰湿阻滞等因素，导致脉道不通，阻碍经血下行而引发。西医认为正常月经周期是由下丘脑－垂体－卵巢轴各个环节的内分泌功能所调节，如果任何一个环节发生障碍，就会发生月经失调，有时导致闭经。不论是原发性闭经还是继发性闭经，其发生的原因既有共同之处，也有不同之处，控制正常月经周期的主要环节子宫、卵巢、垂体和下丘脑中的某一个或某几个发生障碍，就会出现闭经。

子宫性闭经的原因在子宫，月经调节功能正常，卵巢有功能，但子宫内膜对卵巢不能产生正常的反应，故称子宫性闭经。卵巢性闭经的原因在卵巢，卵巢性激素水平低落，子宫内膜不发生周期性变化而致闭经，比如先天性卵巢发育不全、卵巢功能早衰等引起的闭经，就是卵巢性闭经。垂体性闭经的主要病变在垂体，垂体前叶的器质性疾病或功能失调，可影响促性腺激素的分泌，从而影响卵巢导致闭经。下丘脑闭经是最常见的一类闭经，由于下丘脑功能失调而影响垂体，进而影响卵巢而引起闭经，这类闭经病因复杂，可由于中枢神经器质性病变、精神因素、全身性疾病、药物和其他分泌功能紊乱而引起。

35 什么是痛经？如何区分原发性痛经和继发性痛经？

咨询：我月经周期、行经期及量、色、质都很正常，让人苦恼的是近3个月来每逢月经前及月经期都会出现难以忍受的下腹部疼痛，医生说是痛经，听说痛经还有原发性和继发性的不同，请问**什么是痛经？如何区分原发性痛经和继发性痛经？**

解答： 月经是女性进入青春期后出现的一种生理现象，有不少女性在月经来潮前后或月经来潮期间有些不舒服，如轻度腰酸、下腹坠胀感、乳房发胀、轻度水肿以及情绪不安、注意力不集中、容易疲劳等，但并不影响日常生活和工作，不属于病态，不需要进行治疗。但也有少数女性，每逢月经前后或正值月经期出现难以忍受的下腹部疼痛，甚至影响生活和工作，这种现象称为痛经，亦称之为经行腹痛。痛经者下腹痛常为阵发性或持续性伴阵发性加剧，有时放射到会阴、肛门及腰部，常伴有恶心呕吐、尿频、便秘或腹泻，严重时腹痛剧烈、面色苍白、手足厥冷。腹痛常持续数小时或1~2天，一般均在经血流畅后慢慢减轻、消失。

　　严格来讲，痛经只是一种临床症状，痛经一般分为原发性痛经和继发性痛经。原发性痛经又称功能性痛经，即未发现患者生殖器官有任何器质性病变，但因某些原因而造成痛经发生。原发性痛经最常见于25岁以下未婚未产的女性，月经初潮排卵周期建立后才出现痛经，以后逐渐加重，婚育后常能自愈。继发性痛经又称为器质性痛经，主要指因生殖器官发生器质性病变而引起的痛经。最常引起继发痛经发生的妇科疾病有子宫内膜异位症、子宫腺肌瘤、子宫黏膜下肌瘤、子宫颈内口或宫腔粘连、子宫颈管狭窄、生殖道畸形、放置节育环以及盆腔炎等。

　　原发性痛经和继发性痛经有时很难区分。如原发痛经患者数年后又因合并有生殖器官病变而使痛经加重，此时很难判定疼痛是由原发痛经或是继发痛经引起。还有另外一种情况，即原本诊断为原发痛经的患者，实际患有较轻度的子宫内膜异位症，后经腹腔镜检查，方明确了疾病而随即诊断为继发性痛经。总之，原发性痛经与继发性痛经仅仅是痛经的不同类型，两者之间有时很难从临床做出准确的鉴别。

36 为什么有些月经不调患者久治不愈？

咨询： 我今年 31 岁，患月经不调已半年，每次月经来潮都持续 10~15 天才干净，曾服用过西药、中药，效果都不太好，听说临床中就有一些月经不调患者久治不愈，我想进一步了解一下，为什么有些月经不调患者久治不愈？

解答： 月经不调久治不愈或者经过治疗已有好转，但过不了几个月又复发，这使得患者常为自己的疾病而苦恼。分析其原因，患者和医生都有责任，从患者来说，月经不调久治不愈大致有以下 4 个方面的原因。

（1）缺乏巩固治疗：如月经过多的患者请医生治疗，服药后月经减少就停药。或患月经周期不准的患者，服药后下个月月经按期来了，也就停止用药不再坚持治疗了。由于没有巩固治疗，再下一次月经就故态复萌，前功尽弃。还有一些患者，希望病情尽快好转，在某医生处就诊效果尚未明确时，又转往另一医生处就诊，也有的患者西药没吃完又去吃中药，或刚吃中药，又担心中药效果慢而改去吃西药，治疗缺乏系统性，这当然也不会有好的疗效。

（2）没节制性生活：月经没有干净就同房或月经将来时同

房，或性生活过多，或治病服药时同房，这样容易引起妇科慢性炎症，损伤冲任二脉，使肾气更虚，加重治疗难度，治疗效果自然就不会太好。还有的患者，月经病治疗后未采取避孕措施而怀孕，妊娠后又不希望生育而行药物流产或人工流产，之后月经再次不调，治疗难度增加。

（3）忽视饮食调养：注意饮食调养是月经不调患者得以顺利康复的重要方面。有些患者不懂得某些食物对某些疾病不利，只顾自己的嗜好，热了喝凉茶、吃冷饮，每餐离不开辛辣之品，有的妇女吃米醋如喝茶，更有些女青年因怕肥胖，追求苗条，刻意控制饮食，引起营养不良。像这样只图一时痛快和不切实际的追求，结果热的更热，寒的更寒，需要营养而不及时补充，月经过多的流血更多，月经后期的更是迟迟不来，治疗当然收不到应有的效果。

（4）性情过于急躁：有相当一部分月经不调是由不良的情绪引发的，做到既来之，则安之，保持平常心态，乐观对待疾病，是月经不调患者取得好的疗效的重要一环。有些妇女性情孤僻，多愁善感，稍有不遂就烦躁郁闷，或性格暴躁，都可影响疗效，结果使"十剂之功败于一怒"。

医生的责任在于问诊、检查不够仔细，整体观念不强，治疗用药考虑不周全。月经不调是生殖器官病变的反映，也是全身其他疾病的症状表现之一。月经病的病因复杂，治疗也不容易，必须仔细问诊，进行多方面的检查，认真分析月经病的来龙去脉，这对提高疗效是大有好处的。如果马虎、草率或局限于生殖器官本身，不顾及全身情况，治疗用药考虑不周全，就会影响治疗效果。

37 经血量过少会影响生育吗?

咨询: 我今年 26 岁,以前月经都很正常,近半年来不仅月经量明显减少,行经时间也由以前的 5 天左右缩短到 1~2 天,咨询医生说属于月经不调中的经血量过少,听说经血量过少会影响生育,我有点担心,我要问的是:**经血量过少会影响生育吗?**

解答: 经血量过少在女性中并不少见,有的女性整天为经血量过少担心,生怕经血量过少会影响生育,其实这种看法并不全面。女性有无生育能力,主要在于有无完善的神经内分泌系统和健全的生殖器官,尤其是女性的卵巢是否发育正常。而经血量的多少不但取决于上述生理基础,而且与心理、外界环境、生活起居习惯等多种因素有紧密联系。因此,经血量的多少与女性生殖能力没有同等的必然联系。

一般女性经血量的多少,其正常范畴较大,通常在 30~60 毫升之间,有的女性经血量偏少,属于正常范畴内的偏少而其卵巢的排卵功能和分泌女性激素功能均在正常范围内,因此这些女性仍具有生育能力。另外,有的女性经血量过少,是由于全身消耗性疾病,如结核、营养不良、贫血等,以及劳累、精神因素(如紧张、忧郁、恐惧等)及环境改变引起,这些因素虽然引起了经血量过少,但完全可以生育,只是怀孕的机会可能有所降低罢了。当然,如果是由于内分泌功能低下、肿瘤、子宫发育不全等疾病导致经血量过少，甚至闭经，其不孕率则会大大增加。

有这种经血量过少现象的女性，而又求子心切，那么不妨到医院检查一下，以搞清经血量过少的原因，或积极治疗，或进行一些生活调整，或不予理睬。千万不要听信那些误传，使精神过于紧张和担忧，以免本来可以生育的女性，由于整天忧心忡忡而使月经越来越少，甚至闭经，从而导致不育，这样反而真的"验证"了那些不恰当的说法。

38 女性怎样顺利度过月经期？

咨询： 我今年21岁，虽然月经周期、行经期及量、色、质都很正常，但每个月总有那么几天，也就是月经来潮时下腹部隐痛不适，心烦急躁，精神不佳，甚至有"如果不来月经该多好啊"的感慨，麻烦您给我讲一讲，<u>女性怎样顺利度过月经期</u>？

解答： 月经来潮必然会带来一些生理和心理上的变化，诸如大脑易于兴奋，也易于疲劳，脾气不好，易烦躁不安，抗病能力有所下降，下腹有疼痛不适等。此外，经期子宫颈口稍稍张开，子宫内膜脱落，阴道内有经血外流，正常酸度降低，从而减弱了阴道、宫颈作为一道细菌感染的天然屏障的作用。因此，对于缺乏生活经验的女性来说，掌握经期保健知识，对顺利度过月经期是非常重要的。

（1）全身保健：其一，经期精神要愉快，情绪要饱满，吃好睡好，避免过度疲劳；其二，注意保暖，避免受寒着凉，因为经期御寒能力下降，寒冷会引起痛经或月经骤停，所以经期不要游泳，不要用冷水洗衣服，不要蹚水；其三，劳逸要适度，只要没有特殊不适，可以从事力所能及的劳动，进行适当的体育活动，但不能参加重体力劳动和激烈的体育活动；其四，饮食要得当，经期常伴有胃肠功能的轻度改变，出现便秘或腹泻，有的人还不想吃东西，所以经期要吃易于消化和营养丰富的饮食，不要吃生冷辛辣的东西，更不能吸烟、饮酒。

（2）局部清洁：月经期间女性应比平时更加注意保持外阴卫生，以免引起外阴、阴道、尿道发炎。每天用温水洗外阴部，最好准备专用盆，不要和别人互相串换借用，以免通过盆传染上滴虫性或真菌性阴道炎等疾病。洗外阴部的水要用干净的温开水，不要用洗过脸或洗过脚的水来洗。要选用恰当的卫生巾，内裤要勤洗、勤换。此外，大便后要从前往后擦，不要从后面往前擦，免得把脏东西带进阴道，引起发炎。月经期间最好是擦澡或洗淋浴，不要坐盆里或池子里洗澡，以免脏水进入阴道，发生感染。

39 月经期能否进行健身锻炼?

咨询: 我今年36岁,平时缺乏锻炼,前段时间因患胆石症行手术治疗,手术后身体较弱,医生建议适当增加营养、加强锻炼,而我每个月总有那么几天月经期,还不知道月经期能否进行锻炼,我要问的是:**月经期能否进行健身锻炼?**

解答: 身体健康、月经正常的女性,在经期一般不会出现特殊的症状,有些妇女可出现诸如下腹部及腰骶部不适和下坠感等,但并不严重,不影响妇女正常的工作和学习。月经期间可以进行一些适当的健身锻炼,不要完全停止运动。因为月经期进行一些适当的健身锻炼,能促进体内新陈代谢,改善盆腔的血液循环,有助于减轻经期盆腔充血和减轻小腹下坠、胀痛等不适感觉。同时月经期适当的健身锻炼,能增加心理上的愉悦感,有助于调节经期心情,使之保持良好的情绪,减轻焦虑烦躁等。

当然,经期健身锻炼与平时的锻炼要有所区别,月经期应避免各种剧烈的体育活动,因为剧烈的运动会加重盆腔负担,可导致经血过多、月经期延长等。月经期一般宜进行一些较缓和、活动量不太大的健身锻炼,如做健美操、打太极拳、散步等,不宜做剧烈的、容易使腹压增高及影响经期卫生的项目,如快跑、跳跃、负重练习、游泳等。此外,健身锻炼的时间也要比平时短一些，活动量要小一些，避免出现疲劳。

有些女孩子在来月经时怕得要命，一步也不敢走动，整天待在房间里，有时都不去上学，情绪也变得异常烦躁易怒，不愿参加、也不敢参加适当的运动。其实女孩子这样做是不利于身心健康的。整天坐着不动，使腹部受到挤压，血液不能正常流动畅行，时间长了便使血液阻塞瘀滞，稍微一动，就会使血液流动骤然加快，经血量也会增多，反而会对身体造成更大的不适，而且也使情绪更加烦躁。

当然，并不是所有的月经期女性都适合进行健身锻炼，下列情况就应停止经期健身锻炼。一是月经期间有明显腰痛、背痛、下腹痛及全身不适者；二是月经周期过频、经血量过多者；三是有生殖器官疾患者。当然一般的痛经不应停止健身锻炼，有资料表明医疗体操等健身锻炼对痛经有一定的缓解作用。

总之，妇女在月经期间，应该以适当休息为主，也可进行适当的健身锻炼，但不宜参加各种剧烈的运动，以免发生月经不调，或引发其他疾病。

40 如何预防月经病的发生？

咨询： 我闺蜜周某，患有痛经，药没少吃，效果并不太好，痛苦极了，还有几位朋友，患有月经不调，提起来就心烦，我知道痛经、月经不调都属于月经病，月经病是困扰女性朋友健康的常见病、多发病，我要咨询的是：**如何预防月经病的发生？**

解答： 月经病包括月经不调、闭经、痛经等，确实是困扰女性朋友健康的常见病、多发病，影响着患者的工作、学习和生活，采取行之有效的措施以预防、减少月经病的发生有着十分重要的现实意义。预防月经病的发生，应注意以下几个方面。

（1）要了解月经的生理知识：月经的出现是女性的一种生理现象，是女性进入青春期的标志，然而有些女性朋友由于对月经的生理知识缺乏了解，往往会产生不必要的恐惧、紧张和害羞等心理，这些不良的心理变化过度或持久地作用于机体，则可影响内分泌功能，造成气机紊乱，血行不畅，从而成为月经病之肇端。因此，女性朋友应了解和掌握一些有关月经的生理卫生知识，以避免因生理知识匮乏而造成的不良影响。

（2）做到生活起居有节：《素问·上古天真论》中说："其知道者，法于阴阳，和于术数，饮食有节，起居有常，不妄作劳，故能形与神俱，而尽终其天年，度百岁乃去。"就是说要保持身体健康，就要遵循一定的法度，适应自然环境的变化，在饮食、起居、劳逸等方面要有节制，方可免生疾病。女性由于生理的特殊性，在生活起居与劳作方面，要科学合理地安排，不过食生冷，不久居于寒湿之地，不过度劳累和安逸等，尤其是在月经期更应谨慎，尽量避免寒冷刺激、淋雨涉水、剧烈运动和过度精神紧张、情绪激动等。

（3）做好"五期"保健："五期"是指女性月经期、妊娠期、产褥期、哺乳期及围绝经期，在这五个时期，女性抗御病邪的能力有所降低，易于导致病邪入侵而发病。认真做好"五期"卫生保健，对于预防月经病的发生有着重要的意义。其保健措施主要是保持阴部清洁，劳逸适度，饮食起居有节，重视防寒保暖，避免情志刺激，节制房事生活等。只要抓好"五期"

的卫生保健，就可有效地预防月经病的发生。

（4）积极参加健身锻炼：积极正确地进行健身锻炼，能够增强体质，提高机体抗御病邪的能力。健身锻炼能促进血液流通，使关节流利，气机通畅，可防治疾病。女性经常参加一些有益的体育和健身锻炼，对于预防月经病的发生也有颇多益处。

（5）保持良好精神状态：月经病的发生与不良的心态、恶劣的情绪密切相关，月经的主要成分是血，经行时阴血偏虚，肝气偏旺，情绪容易波动，若伤于七情，肝失疏泄，则常影响月经的正常来潮，或加重经行时的不适。故保持乐观向上的精神状态，做到天天都有好的心情，对预防月经病的发生大有裨益。

第二章
中医治疗月经病

提起中医，大家会想到阴阳、五行、舌苔、脉象等，认为中医知识深奥难懂，对疾病的认识与西医不同。本章采取通俗易懂的语言，讲解了中医是怎样认识月经病的、月经病的中医分型，以及中医治疗月经病常用的方药、方法等，以便让大家了解一些中医防治月经病的知识，合理选择中医治疗月经病的药物和方法。

01 中医治疗月经病有哪些优势？有何不足？

咨询： 我以前月经都很正常，近 3 个月来月经周期总是错后 10 天左右，医生说是月经后期，属于月经病的一种，我相信中医，准备用中医的方法治疗，听说中医治疗月经病有其优势，也有不足，请问**中医治疗月经病有哪些优势？有何不足？**

解答： 中医注重疾病的整体调治、非药物治疗和日常保健，有丰富多彩的治疗调养手段，中医在治疗调养月经病方面较西医有明显的优势，主要表现在强调整体观念和辨证论治、具有丰富多彩的调治手段、具有独具特色的食疗药膳以及不良反应少等方面，采用中医方法治疗调养月经病，以其显著的疗效和较少的不良反应，深受广大患者的欢迎。

（1）强调整体观念和辨证论治：中医认为人是一个有机的整体，疾病的发生是机体正气与病邪相互作用、失去平衡的结果，月经先期、月经后期、月经先后无定期、月经过多、崩漏、痛经、闭经等月经病的出现更是如此。中医治疗月经病，应是在重视整体观的前提下辨证论治。辨证论治是中医的精华所在，同样是月经病，由于发病时间、地区以及患者机体的反应性不同，或处于不同的发展阶段，所表现的证不同，因而治法也不一样，所谓"证同治亦同，证异治亦异"。切之临床，月经病包括月经不调（月经先期、月经后期、月经先后无定期、经期延长、月经过多、月经过少）、痛经、闭经、崩漏、月经前后诸证、绝经前后诸证等，其中又各有不同的证型存在，辨证论治使临床治疗用药更具针对性，有助于提高临床疗效。

（2）具有丰富多彩的调治手段：中医有丰富多彩的治疗调养手段，除药物治疗外，还有针灸、按摩、拔罐以及饮食调理、情志调节、运动锻炼、起居调摄等调治方法，在重视药物治疗的同时，采取综合性的措施进行调治，以发挥综合治疗的优势，是促进月经不调、痛经、闭经、崩漏、月经前后诸证、绝经前后诸证等月经病逐渐康复的可靠方法，也是现今中医常用的治疗月经病的方法。

（3）具有独具特色的食疗药膳：根据"药食同源"之理论选用饮食药膳调治疾病是中医的一大特色，也是中医调治月经不调、痛经、闭经、崩漏、月经前后诸证、绝经前后诸证等月经病的优势所在。很多食物，诸如小米、土豆等，不仅营养丰富，而且具有一定的补气健脾养胃作用，对调治月经病大有益处，根据具体情况选用这些食物就能改善患者神疲乏力、心悸气短等自觉症状。有一些食物，如薏苡仁、山药、茯苓、山楂等，为药食两用之品，根据辨证结果的不同选择食用则可发挥药物之功效，其调治月经病的功效显著。选用适宜的食物配合以药物或药食两用之品制成的药膳，具有良好的调整脏腑功能的作用，能减轻或消除月经过多、月经过少、痛经、崩漏等，依据其功效选择应用以调治月经病，其效果更好。

中医治疗月经病虽有诸多优势，但也有其不足。中医擅长疾病的调养康复，对病情较为稳定的月经病患者，较西医治疗有较大的优势，但对于出现大出血、疼痛剧烈者，其迅速止血和止痛的作用还不如西医，中医擅长慢性病而缺少应对急重症治疗手段的情况并没有彻底改观。各取其所长，采用中西医结合的方法，是治疗月经病最有效的手段，也是其发展趋势。

02 治疗月经病的著名方剂有哪些？

咨询：我以前月经都很正常，近3个月来虽然月经周期、经期基本正常，但经血量明显增多，医生说是月经病中的月经过多，正在服用中药治疗，用的方剂是归脾汤，听说治疗月经病的方剂有很多，其中不乏著名者，请问**治疗月经病的著名方剂有哪些？**

解答：正像您听说的那样，用于治疗月经病的方剂确实有很多，这当中最著名的当数四物汤、归脾汤、逍遥散、圣愈汤、八珍汤、温经汤、保阴煎、胶艾汤、清经散、固本止崩汤、六味地黄汤和桃红四物汤，下面将其组成、用法、功效、主治、方解等介绍如下。

（1）四物汤（《太平惠民和剂局方》）

组成：当归 10 克，川芎 8 克，白芍、熟地黄各 12 克。

用法：上药研粗末，每次 9 克，水煎服。现多用饮片作汤剂，每日 1 剂，水煎服。

功效：补血调血。

主治：冲任虚损，月水不调，脐腹疼痛，崩中漏下；血瘕块硬，时发疼痛；妊娠胎动不安，血下不止；产后恶露不下，结生瘕聚，少腹坚痛，时作寒热；面色萎黄，唇爪无华，舌质淡，脉弦细或细涩。

方解：方中当归补血、活血，熟地黄补血，共为主药；川芎入血分理血中之气；白芍敛阴养血。全方尽属血分药，但组合得体，补血而不滞血，行血而不破血，补中有散，散中有收，构成补血要剂。

按语：本方以面色萎黄、唇爪无华、舌质淡、脉弦细或细涩为辨证要点。现在常用本方根据辨证加减治疗月经不调、功能失调性子宫出血、黄体功能不全、盆腔炎、宫外孕、胎位异常、血小板减少性紫癜、产后发热、急慢性肾炎、神经性头痛、荨麻疹、老年皮肤瘙痒症、慢性风疹等。

（2）归脾汤（《济生方》）

组成：白术、茯苓、黄芪、龙眼肉、酸枣仁各30克，人参、木香各15克，炙甘草8克，当归、远志各3克。

用法：每日1剂，加生姜6克，大枣3~5枚，水煎服。亦可作蜜丸，每丸约重15克，每次1丸，每日3次，空腹时温开水送服。

功效：益气补血，健脾养心。

主治：心脾两虚，思虑过度，劳伤心脾，气血不足，心悸怔忡，健忘失眠，盗汗虚热，食少体倦，面色萎黄，舌质淡，苔薄白，脉细缓。也用于脾不统血之便血，妇女崩漏，月经超前，量多色淡，或淋漓不止，带下等。

方解：方中人参、黄芪、白术、炙甘草、生姜、大枣甘温补脾益气；当归甘辛温养肝血而生心血；茯苓、酸枣仁、龙眼肉甘平养心安神；远志交通心肾而定志宁心；木香理气醒脾，以防益气补血药滋腻滞气，有碍脾胃运化功能。全方养心与益脾并进，益气与养血相融，能益脾气，扶脾阳，养肝血，故便血、崩漏、带下诸症状可愈。

按语：本方以心悸怔忡、健忘失眠、面色萎黄、崩漏带下，舌质淡、苔薄白、脉细弱为辨证要点。现在常用本方根据辨证加减治疗神经衰弱、失眠、眩晕、崩漏、月经过多、功能失调性子宫出血、血小板减少性紫癜、再生障碍性贫血、白细胞减少症、特发性水肿等。

（3）逍遥散（《太平惠民和剂局方》）

组成：柴胡、当归、白芍、白术、茯苓各30克，炙甘草15克。

用法：上药共为细末，每次6~9克，每日2次，加煨姜、薄荷少许，煎汤温服。

功效：疏肝解郁，健脾养血。

主治：肝郁血虚所致的两胁作痛，头痛目眩，口燥咽干，神疲食少，寒热往来，月经不调，乳房作胀，舌质淡红，脉弦而虚。

方解：本方为调和肝脾之名方。方中柴胡疏肝解郁，当归、白芍养血柔肝，尤其当归之芳香可以行气，味甘可以缓急，更是肝郁血虚之要药，上述三药配合，补肝体而助肝用，共为主药。配伍入脾之茯苓、白术为辅，健脾去湿，以达补中理脾之用，使运化有权，气血有源。加入少许薄荷、生姜共为佐药，温胃和中，助柴胡以散肝郁。炙甘草为使者，益气补中，缓肝之急，助健脾并调和诸药。如此配伍，使肝郁得解，血虚得养，脾虚得补，气血兼顾，肝脾并治，立法全面，用药周到，故为调和肝脾之常用方剂。

按语：本方以两胁作痛、头痛目眩、神疲食少，或月经不调，或乳房作胀、脉虚弦为辨证要点。现在常用本方根据辨证加减治疗急性肝炎、慢性肝炎、慢性胃炎、慢性胆囊炎、胆石症、慢性结肠炎、绝经期综合征、月经不调、痛经、带下病、盆腔炎、乳腺增生病、神经衰弱、阳痿、视神经萎缩、男性乳房发育症等。现代药理研究证实，本方具有保护肝脏、镇静、解痉、促进消化、调节子宫功能，以及补血、健胃等多种作用。

（4）圣愈汤（《医宗金鉴》）

组成：熟地黄、人参各20克，白芍、当归各15克，川芎8克，黄芪18克。

用法：每日1剂，水煎取汁，分早、晚2次服。

功效：益气，补血，摄血。

主治：月经先期而至，量多色淡，四肢乏力，体倦神疲，舌淡苔薄，脉细弱。

方解：方中熟地黄、白芍养血滋阴；当归、川芎补血活血，行血中之气；人参、黄芪大补元气，以气统血。诸药配合，共达益气摄血补血之效。

按语：本方以月经先期量多、体倦神疲、肢软乏力、舌淡苔薄、脉细弱为辨证要点。现在常用本方根据辨证加减治疗月经过多、贫血、神经衰弱、手术后伤口长期不愈合、血精、全血细胞减少等。

（5）八珍汤（《正体类要》）

组成：当归、白术各10克，川芎、炙甘草各5克，白芍、茯苓各8克，熟地黄15克，人参3克。

用法：每日1剂，加生姜3片、大枣2枚，水煎服。亦可作丸剂，每次6~9克，每日2~3次，温开水送服。

功效：补益气血。

主治：气血两虚，面色苍白或萎黄，头晕眼花，四肢倦怠，气短懒言，心悸怔忡，食欲减退，舌质淡，苔薄白，脉细虚。

方解：方中人参、白术、茯苓、炙甘草补脾益气；当归、白芍、熟地黄滋养心肝；加川芎入血分而理气，则当归、熟地黄补而不滞；加生姜、大枣助人参、白术入气分以调和脾胃。全方配合，共收气血双补之功。

按语：本方以面色苍白或萎黄、头晕眼花、四肢倦怠、气短懒言、舌质淡、苔薄白、脉细弱或虚大无力为辨证要点。现在常用本方根据辨证加减治疗白细胞减少症、慢性萎缩性胃炎、习惯性流产、席汉综合征、功能失调性子宫出血、月经不调、痹证、脱发等。

（6）温经汤（《金匮要略》）

组成：吴茱萸、当归、阿胶、麦冬各9克，白芍、川芎、人参、桂枝、丹皮、生姜、半夏、甘草各6克。

用法：每日1剂，水煎取汁，分早、晚2次服。

功效：温经散寒，祛瘀养血。

主治：冲任虚寒，瘀血阻滞，漏下不止，月经不调，或前或后，或逾期不止，或一月再行，或经停不至，而见傍晚发热，手心烦热，唇口干燥，少腹里急，腹满，妇人不受孕等。

方解：方中吴茱萸、桂枝温经散寒，通利血脉，为主药。当归、川芎、白芍活血祛瘀，养血调经；丹皮祛瘀通经，并退虚热，共为辅药。阿胶、麦冬养阴润燥而清虚热，阿胶还能止血；人参、甘草益气健脾，以资生血之源，并达统血之用；冲任二脉均与足阳明胃经相通，半夏能通降胃气而散结，有助于祛瘀调经；生姜温胃气以助生化，共为佐药。甘草又能调和诸药，兼为使药。诸药合用，共奏温经通脉、养血祛瘀之效，则瘀血祛，新血生，虚热消，月经调，而病自解。

按语：本方以月经不调、少腹冷感、舌质暗或有瘀点，脉涩为辨证要点。现在常用本方根据辨证加减治疗不孕症、功能失调性子宫出血、闭经、痛经、月经后期、子宫发育不良、卵巢囊肿、阴道炎、带下病、先兆流产、男性不育等。应当注意的是血热者慎用。现代药理研究证实，本方有调节性激素，促进新陈代谢、改善末梢循环、促进子宫发育、对子宫有兴奋和抑制的双向调节作用。

（7）保阴煎（《景岳全书》）

组成：生地黄、熟地黄、白芍各6克，黄芩、黄柏、山药、续断各4.5克，甘草3克。

用法：每日1剂，水煎取汁，分早晚2次服。

功效：凉血滋阴，清热止血。

主治：阴虚内热，带下淋浊，色赤带血，血崩便血，月经先期，脉滑。

方解：方中熟地黄、白芍养血敛阴；生地黄清热凉血，养阴生津；黄芩、黄柏清热泻火，直折热邪；续断固肾止血；甘草调和诸药。上药配合，共奏滋阴凉血止血之功效。

按语：本方以五心烦热、带下淋浊、经来量多、舌红脉数为辨证要点。现在常用本方根据辨证加减治疗月经先期、功能失调性子宫出血、子宫颈炎、更年期综合征、先兆流产、习惯性流产、不孕症、阴挺等。

（8）胶艾汤（《金匮要略》）

组成：白芍、熟地黄各12克，艾叶、当归各9克，川芎、阿胶、甘草各6克。

用法：每日1剂，水煎去渣取汁，或加清酒适量，入阿胶烊化，温服。

功效：补血止血，调经安胎。

主治：妇人冲任虚损，崩中漏下，月经过多，淋漓不止，或半产后下血不绝，或妊娠下血，腹中疼痛者。

方解：方中阿胶补血止血，艾叶温经止血，二者又为调经安胎、治崩止漏的要药，共为主药。熟地黄、当归、白芍、川芎取四物汤之意，补血调经，并能活血调血，以防出血日久留瘀，共为辅佐药。甘草调和诸药，配阿胶则善于止血，配白芍能缓急止痛，加入清酒助药力运行，亦防出血日久留瘀之意，为使药。诸药合用，以补血止血为主，兼以调经安胎，为治疗血虚崩漏及安胎的常用方剂。

按语：本方以月经过多、妊娠下血、产后下血不止、舌淡苔白、脉细为辨证要点。现在常用本方根据辨证加减治疗月经过多、产后恶露不净、功能失调性子宫出血、先兆流产、习惯性流产、宫外孕、取环后出血、出血性紫癜等。应当注意的是，凡阴虚血热、热证及气滞血瘀之实证禁用。

（9）清经散（《傅青主女科》）

组成：丹皮、白芍、生地黄各9克，地骨皮15克，青蒿6克，茯苓3克，黄柏1.5克。

用法：每日1剂，水煎取汁，分早、晚2次服。

功效：清热凉血。

主治：肾中水火两旺，月经先期量多，色深红或紫，质黏稠，舌红苔黄，脉数。

方解：方中丹皮、黄柏、青蒿清热泻火，为主药；生地黄、地骨皮清热凉血，为辅药；白芍柔肝和阴，茯苓行水泄热为佐药。全方虽属清热泻火之剂，但有养阴凉血之品，使热去而阴不伤，血安而经自调。

按语：本方以经来先期、量多，色深红或紫，质黏稠，舌红苔黄，脉数为辨证要点。现在常用本方根据辨证加减治疗月经先期、倒经、月经过多、经行浮肿、经行下痢等。如见经行腹痛，加香附、乌药；经行量多有块，加生炒蒲黄、茜草；血热甚，加知母、炒地榆、炒槐花等。

（10）固本止崩汤（《傅青主女科》）

组成：人参6克，黄芪12克，白术、当归各9克，熟地黄30克，黑姜3克。

用法：每日1剂，水煎取汁，分早、晚2次服。

功效：气血双补，固本止崩。

主治：突然血崩，甚则不省人事，头晕，气短，汗出，面色㿠白，手足不温，饮食不佳，舌质淡，苔薄白，脉弱或沉弱。

方解：方中人参、黄芪大补元气，升阳固本；白术益气健脾，脾健则可统血归脉；熟地黄、当归补血和血；黑姜温经止血，引血归经。诸药配合，共奏气血双补、固本止崩之效。

按语：本方以经血突然暴下、崩中，继而淋漓、气短乏力、面色㿠白、舌淡苔白、脉沉弱为辨证要点。现在常用本方根据辨证加减治疗功能失调性子宫出血、月经不调、子宫肌瘤、产后恶露不绝、上环后出血等。

（11）六味地黄汤（《小儿药证直诀》）

组成：熟地黄24克，山茱萸、山药各12克，泽泻、丹皮、茯苓各9克。

用法：每日1剂，水煎取汁，分早、晚2次服。

功效：滋阴补肾养肝。

主治：肝肾阴虚，腰膝酸软，头晕目眩，耳鸣耳聋，口燥咽干，盗汗遗精，消渴，骨蒸潮热，手足心热，牙齿动摇，小便淋沥，舌红少苔，脉沉细数。

方解：方中熟地黄滋肾填精为主药，辅以山茱萸养肝肾而涩精，山药补益脾阴而固精，三药合用，以达到三阴并补之功，这是补的一面。又配茯苓淡渗脾湿，以助山药益脾，泽泻清泄肾火，并防熟地黄之滋腻，丹皮清泄肝火，并制山茱萸之温，共为佐使药，这是泻的一面。各药合用，使之滋补而不留邪，降泄而不伤正，补中有泻，寓泻于补，相辅相成，是通补开合的方剂。

按语：本方以头晕耳鸣、腰膝酸软、口燥咽干、舌红少苔、脉沉细数为辨证要点。现在常用于治疗慢性肾炎、高血压、糖尿病、神经衰弱、男性不育症、慢性咽炎、妇女绝经期综合征、功能失调性子宫出血、月经过多、突发性耳聋、再生障碍性贫血、食管癌术后复发、食管上皮细胞重度增生、阿狄森病等。本品长期服用有碍胃之弊，有脾虚痰湿内阻之象者应慎用。现代药理研究证实，本方具有增强免疫功能、提高人体代谢、促进肾上腺皮质激素分泌、改善肾功能，以及降压、抗癌等多种作用。

（12）桃红四物汤（《医宗金鉴》）

组成：熟地黄 15 克，川芎 8 克，白芍 10 克，当归 12 克，桃仁 6 克，红花 4 克。

用法：每日 1 剂，水煎取汁，分早、晚 2 次服。

功效：养血活血，调经止痛。

主治：妇女月经不调，闭经，痛经，经前腹痛，经行不畅而有血块，色紫暗；血瘀引起的月经过多、淋漓不净，产后恶露不净。

方解：本方由四物汤加桃仁、红花而成。方中当归、熟地黄养血活血，为主药；川芎活血行滞，白芍敛阴养血，桃仁、红花破血行瘀，祛瘀生新，共为辅药。瘀血行则经水得以流通，而腹胀腹痛自消。全方共奏养血、活血、调经、止痛之功效。

按语：本方以瘀血阻滞、腹胀腹痛、皮肤瘀斑、舌紫脉涩为辨证要点。现在常用本方根据辨证加减治疗闭经、痛经、月经不调、不孕症、子宫内膜异位症、盆腔炎性肿块、先兆流产、产后恶露不净、心肌炎、肺源性心脏病、冠心病心绞痛、心力衰竭、心律失常等。现代药理研究证实，本方具有舒张血管、降低血管阻力、加快微循环流速、调节血液黏度，以及降血脂、抗炎等多种作用。应当注意的是，无瘀血证者忌用，体质虚弱者慎用。

03 中医是怎样辨证治疗月经先期的？

咨询：我今年27岁，以前月经都很正常，近3个月来不知为什么月经总是提前10天左右，医生说是月经病中的月经先期，我相信中医，准备用中医的方法治疗，听说中医辨证治疗月经先期效果不错，我想了解一下，中医是怎样辨证治疗月经先期的？

解答：月经先期有热有虚，亦有实证，其发生主要是由于血热迫血妄行，或气虚不能固摄冲任所致。一般以量多色紫、质稠为实；量少色红，为阴虚血热；量或多或少，色或红或紫，兼有胸胁小腹作胀，为肝郁化热；量多色淡，质清稀为气虚。根据月经先期发病机制和临床表现的不同，中医通常将其分为实热型、虚热型、肝郁化热型和气虚型四种基本证型进行辨证治疗。

（1）实热型

主症：月经提前，量多色深红或紫红，质黏而稠，心胸烦闷，面红口干，尿黄便结，舌质红，苔黄，脉滑数或洪数。

治则：清热凉血。

方药：清经散加减。生地黄、白芍各15克，丹皮、黄柏、青蒿、地骨皮、栀子、泽泻各12克，甘草6克。

用法：每日1剂，水煎取汁，分早晚温服。

（2）虚热型

主症：经行提前，量少色红，质稠黏，两颧潮红，手足心热，舌质红，苔薄少，脉细数。

治则：养阴清热。

方药：两地汤加减。生地黄、玄参、白芍、麦冬各15克，地骨皮、阿胶、泽泻、旱莲草各12克，甘草6克。

用法：每日1剂，水煎取汁，分早、晚温服。

（3）肝郁化热型

主症：经行先期，量或多或少，色红或紫，或夹有瘀块，经行不畅，乳房、胸胁、小腹胀痛，心烦易怒，口苦咽干，舌质红，苔薄黄，脉弦数。

治则：疏肝清热。

方药：丹栀逍遥散加减。白芍、白术各15克，当归、茯苓、栀子各12克，柴胡、丹皮各10克，薄荷、甘草各6克。

用法：每日1剂，水煎取汁，分早、晚温服。

（4）气虚型

主症：经行先期，量多色淡，质清稀，神疲肢软，心悸气短，或纳少便溏，或小腹空坠，舌质淡，苔薄少，脉弱无力。

治则：补气摄血。

方药：归脾汤加减。黄芪24克，白术、茯苓各15克，当归、龙眼肉、远志、棕榈炭各12克，人参9克，木香、甘草各6克。

用法：每日1剂，水煎取汁，分早、晚温服。

04 中医是怎样辨证治疗月经后期的？

咨询： 我今年30岁，以前月经周期、行经期及量、色、质都很正常，近3个月来不知为什么月经总是错后10天左右，今天到中医院就诊，医生说属于虚寒型月经后期，中医辨证治疗的效果不错，我要问的是：<u>中医是怎样辨证治疗月经后期的？</u>

解答： 正像医生所说的那样，中医辨证治疗月经后期的效果不错。月经后期的发生有虚有实。虚者，由于机体营血不足，血海空虚，不能按时满溢；实者，经脉不通，冲任受阻，气血运行不畅，因而后期。月经后期的辨证，重在色、质，以辨其虚实。经色暗红而少，小腹冷痛者，为实寒；经色淡而量少，质清稀，为虚寒；色暗红，有块，小腹胀且痛者，属气滞。中医通常将月经后期分为实寒型、虚寒型、血虚型、气滞型4种基本证型进行辨证治疗。

（1）实寒型

主症：经期延后，色暗量少，小腹冷痛，得热则减，或畏寒肢冷，面色苍白，舌质淡，苔薄白，脉沉紧。

治则：温经行滞。

方药：温经汤加减。白芍15克，当归、牛膝、川芎各12克，莪术、艾叶各10克，肉桂、人参、甘草各6克。

用法：每日1剂，水煎取汁，分早、晚温服。

（2）虚寒型

主症：经行延后，色淡量少，质清稀，小腹绵绵作痛，喜热熨，按之痛减，腰酸无力，小便清长，大便稀溏，舌质淡，苔薄白，脉沉迟无力。

治则：养血温经，扶阳散寒。

方药：大营煎加减。熟地黄、枸杞子、杜仲、补骨脂各15克，当归、牛膝各12克，人参9克，肉桂、甘草各6克。

用法：每日1剂，水煎取汁，分早、晚温服。

（3）血虚型

主症：经期延后，量少色淡，质清稀，头晕眼花或心悸少寐，面色苍白或萎黄，舌质淡，苔薄少，脉虚细。

治则：补血益气。

方药：人参养营汤加减。黄芪20克，白术、茯苓各15克，当归、白芍、熟地黄、陈皮、远志各12克，五味子10克，人参9克，大枣6枚，生姜3片，肉桂、甘草各6克。

用法：每日1剂，水煎取汁，分早、晚温服。

（4）气滞型

主症：月经延后，量少色暗有块，小腹胀甚而痛，胸胁乳房作胀，舌质淡红，苔薄少，脉弦或涩。

治则：开郁行气，活血调经。

方药：加味乌药汤加减。当归、川芎、延胡索、香附、槟榔各 12 克，乌药 10 克，木香、砂仁各 9 克，甘草 6 克。

用法：每日 1 剂，水煎取汁，分早、晚温服。

05 中医是怎样辨证治疗月经先后无定期的？

咨询：我以前月经都很正常，近段时间不知为什么月经变得忽前忽后，咨询中医大夫说是典型的肝郁型月经先后无定期，听说根据辨证月经先后无定期可分为不同的证型，选方用药是不一样的，请问<u>中医是怎样辨证治疗月经先后无定期的？</u>

解答：月经先后无定期的发生主要是气血不调，冲任功能紊乱，血海蓄溢失常所致，而导致气血不调的原因与肝肾关系密切。月经先后无定期每与肝郁和肾虚有关，一般以经量或多或少，小腹胀甚连及胸胁者，属肝郁；量少色淡质清，腰酸痛者，属肾虚。中医通常将月经先后无定期分为肝郁型、肾虚型两种基本证型进行辨证治疗。

（1）肝郁型

主症：经期或前或后，经量或多或少，经行不畅，胸胁、乳房、少腹胀痛，胸闷不舒，时欲叹息，郁郁不乐，舌质淡，苔薄白，脉弦。

治则：疏肝健脾，养血调经。

方药：逍遥散加减。白术、茯苓、山药、桔梗、白芍各15克，柴胡10克，当归12克，炮姜、薄荷、甘草各6克。

用法：每日1剂，水煎取汁，分早、晚温服。

（2）肾虚型

主症：经来或先或后，量少色淡，头晕耳鸣，腰酸如折，或小腹空坠，入夜尿多，大便不实，舌质淡，苔薄少，脉沉弱。

治则：补肾气，调冲任。

方药：固阴煎加减。人参9克，熟地黄、补骨脂各15克，山茱萸、菟丝子、远志、枸杞子各12克，五味子10克，肉桂、甘草各6克。

用法：每日1剂，水煎取汁，分早、晚温服。

06 中医是怎样辨证治疗经期延长的？

咨询： 我以前月经都很正常，这次月经来潮已10天仍然淋漓不净，医生说属于月经病中的经期延长，听说中医辨证应用中药汤剂治疗经期延长的效果不错，我闺蜜周某的经期延长就是用中药治好的，我要问的是：<u>中医是怎样辨证治疗经期延长的？</u>

解答： 月经周期基本正常，行经时间延长7日以上，甚至淋漓不净达半月之久者，称为经期延长。经期延长是临床常见的月经病之一，其发生主要是冲任不固所致，与肝、脾、肾关系密切，从中医辨证的角度来看，经期延长临床中以气虚和血热引发者为常见。经期延长虽有气虚、血热之分，但其治当以补虚为主，气虚者补气摄血，血热者养阴清热，但不宜过用苦寒更耗其阴。扶正为治本大法，正复则经自调。

（1）气虚型

主症：月经淋漓不净，色淡质清，神倦乏力，心悸少寐，纳少便溏，舌质淡，苔薄少，脉缓弱。

治则：益气健脾，温经止血。

方药：归脾汤加减。人参、炮姜炭各9克，黄芪24克，白术、茯苓、棕榈炭各15克，当归、龙眼肉、远志各12克，乌贼骨18克，木香、甘草各6克。

用法：每日1剂，水煎取汁，分早、晚温服。

（2）血热型

主症：经行持续不净，量少色红，两颧潮红，手足心热，咽干口燥，舌质红，苔薄少，脉细数。

治则：养阴清热，固经止血。

方药：固经丸加减。白黄芍、龟甲、熟地黄各15克，黄柏、黄芩、地榆炭、地骨皮、生地黄、栀子、玄参各12克，甘草6克。

用法：每日1剂，水煎取汁，分早、晚温服。

07 中医是怎样辨证治疗月经过多的?

咨询: 我以前月经都很正常,近3个月来虽然月经周期、经期基本正常,但经血量明显增多,今天到医院就诊,医生说属于月经病中的月经过多,我知道根据辨证应用中药治疗月经过多的效果很好,我要咨询的是:**中医是怎样辨证治疗月经过多的?**

解答: 月经过多是指月经的周期、经期基本正常,经血量明显超过正常月经者。月经过多的发病主要是气虚或血热所致,临床当以经血、色、质的变化,并结合全身情况来辨别虚实。一般以量多色淡、质清稀、心悸气短者,属气虚;量多色红、质稠有块、面赤心烦者,属血热。

(1)气虚型

主症:月经量多,色淡质稀,清稀如水,面色㿠白,心悸怔忡,气短懒言,小腹空坠,肢软无力,舌质淡,苔薄润,脉虚弱无力。

治则:补气摄血,升阳举陷。

方药:举元煎加减。人参、阿胶、茜草炭各12克,黄芪24克,白术、乌贼骨各15克,炮姜炭、艾叶各9克,升麻、甘草各6克。

用法:每日1剂,水煎取汁,分早、晚温服。

（2）血热型

主症：经来量多，色深红或紫红，质稠有小血块，腰腹胀痛，心烦口渴，尿黄便结，舌质淡，苔黄，脉滑数。

治则：清热凉血。

方药：保阴煎加减。生地黄、熟地黄、白芍、山药各 15 克，黄芩、黄柏、续断、地榆炭、炒槐花各 12 克，甘草 6 克。

用法：每日 1 剂，水煎取汁，分早、晚温服。

08 中医是怎样辨证治疗月经过少的？

咨询：我以前月经都很正常，自从半年前人工流产后，月经量明显减少了，行经的时间也缩短到 1~2 天，我知道这是月经病中的月经过少，听说根据辨证分型应用中药汤剂治疗月经过少的效果不错，我想了解一下，<u>中医是怎样辨证治疗月经过少的？</u>

解答：月经过少的发病有虚有实，当注意结合血色、血质的变化，辨其虚实。凡量少色淡，质清稀者，多属虚证；量少色紫暗，夹瘀块者，多属实证。中医通常将月经过少分为血虚型、肾虚型和血瘀型 3 种证型进行辨证治疗，临证宜根据其色、质的变化情况，结合兼证，分别施治。

（1）血虚型

主症：经来量少色淡，或点滴即净，小腹空痛，头晕眼花，心悸怔忡，面色萎黄，舌质淡，苔薄少，脉细弱。

治则：益气养血，兼补化源。

方药：人参滋血汤加减。人参、山茱萸、当归、川芎、枸杞子各12克，山药、茯苓、熟地黄、白芍各15克，甘草6克。

用法：每日1剂，水煎取汁，分早、晚温服。

（2）肾虚型

主症：月经量少，色鲜红或淡红，腰膝酸软，足跟痛，或头晕耳鸣，舌质淡少津，脉沉细。

治则：滋补肝肾，养血调经。

方药：当归地黄饮加减。当归、山茱萸、菟丝子、巴戟天、白芍各12克，熟地黄、杜仲、山药、牛膝各15克，甘草6克。

用法：每日1剂，水煎取汁，分早、晚温服。

（3）血瘀型

主症：经来量少，色紫黑有块，小腹胀痛拒按，血块排出后其痛减轻，舌质紫暗或有瘀点，脉弦或涩。

治则：活血行瘀，调经。

方药：桃红四物汤加减。熟地黄15克，川芎、白芍、当归、牛膝各12克，桃仁、红花各9克，乌药、香附各10克，甘草6克。

用法：每日1剂，水煎取汁，分早、晚温服。

09 中医通常将崩漏分为几种证型？

咨询： 我以前月经一直都很正常，这次月经来潮已3周仍然淋漓不净，前天到医院就诊，中医大夫说属于脾虚型崩漏，根据辨证分型应用中药汤剂治疗的效果很好，我已服用他开的中药两天，病情好多了，请问<u>中医通常将崩漏分为几种证型？</u>

解答： 您问的这个问题有很多月经病患者都已问过，中医的特色就是整体观念和辨证论治，中医治疗月经不调、崩漏等月经病，是根据不同患者的不同病情，也就是不同的分型来辨证治疗的，的确效果不错。

崩漏发病缓急不同，出血新久各异，根据其发病机制和临床表现的不同，中医通常将崩漏分为血热型、血瘀型、脾虚型、肾虚型四种基本证型，在肾虚型中又有肾阴虚和肾阳虚之不同。

（1）血热型：主要表现为阴道突然大量下血，或淋漓日久，血色深红，口干喜饮，头晕面赤，烦躁不寐，舌质红，苔黄，脉滑数。

（2）血瘀型：主要表现为出血淋漓不断，或突然下血量多，夹有瘀块，小腹疼痛，拒按，瘀块排出后则疼痛减轻，舌质暗红或舌尖边有瘀点，脉沉涩或弦紧。

（3）脾虚型：主要表现为暴崩下血，或淋漓不净，色淡质薄，面色㿠白或虚浮，身体倦怠，四肢不温，气短懒言，胸闷纳呆，大便溏薄，舌体胖嫩或有齿印，苔薄润或腻，脉细弱或芤。

（4）肾虚（肾阴虚）型：主要表现为出血量少或淋漓不断，色鲜红，头晕耳鸣，五心烦热，失眠盗汗，腰膝酸软，舌质红，苔薄少或无苔，脉细数无力。

（5）肾虚（肾阳虚）型：主要表现为出血量多或淋漓不断，色淡红，精神萎靡，头目虚眩，畏寒肢冷，面色晦暗，尿频而长，大便溏薄，舌质淡，苔薄白，脉沉细或微弱，尺脉尤甚。

10 治疗崩漏三法指的是什么？

咨询：我患功能失调性子宫出血已数月，服用过不少西药，效果都不太好，今天特地找中医就诊，中医大夫说我这种情况属于中医所说的崩漏，只要根据病情运用好治疗崩漏的三法，就能取得满意的疗效，请问<u>治疗崩漏三法指的是什么？</u>

解答：崩漏是指妇女不在行经期间阴道大量出血，或持续下血，淋漓不断者。中医认为崩漏的发生主要是冲任损伤，不能制约经血所致，而引起冲任损伤的原因，则以血热、血瘀、脾虚和肾虚为多见。

明代医家方约之在《丹溪心法附余》中云："初用止血以塞其流，中期清热凉血以澄其源，末期用补血还其旧，若只塞其流而不澄其源，则滔天之势不能遏，若只澄其源不复其旧，则孤子之阳无以立，故本末无遗，前后不紊，方可言治也。"后世医家将其所倡立的治疗崩漏的塞流、澄源、复旧三法称为治崩三法，此乃通常所说的中医治疗崩漏三法。崩漏之治疗，应根据发病缓急的不同，出血新久之异，本着"急则治其标，缓则治其本"的原则，掌握塞流、澄源、复旧三法，随证运用。

所谓塞流，即止血，用于崩证大出血时，如不迅速止血，就会造成脱证。塞流止血之法，通常宜固摄止血，但宜因人而异，止血的方法，又须视其寒、热、虚、实，分别施治，不可专事止涩。

所谓澄源，就是求因，即澄清本源的意思。此乃治疗崩漏的重要一环，必须详审，做到虚者补之，寒者温之，热者清之，实者泻之，切忌不问原因，概投寒凉或温补之剂，以犯虚虚实实之戒。

所谓复旧，即固本，为调理善后之法。固本之治法有补肾、补脾、调肝、调理气血等的不同，但重点在于两方面，一为先天，一为后天。因经病之由，其本在肾。若出现既久，气血两虚，此时重要调理脾胃以固后天之本，取其后天以养先天之意。若失血伤精之后，肾元大亏，不能温运脾阳者，此时则重在补先天以助后天，使本固血充，则经自调。

11 中医是怎样辨证治疗崩漏的？

咨询：我今年18岁，患青春期功能失调性子宫出血已有一段时间，药没少吃，效果一直不太好，今天上网查了一下，青春期功能失调性子宫出血相当于中医所说的崩漏，中医辨证治疗崩漏的效果不错，我要问的是：<u>中医是怎样辨证治疗崩漏的？</u>

解答：这里首先告诉您，中医辨证治疗崩漏的效果确实不错。根据崩漏发病机制和临床表现的不同，中医通常将崩漏分为血热型、血瘀型、脾虚型、肾阴虚型、肾阳虚型5种基本证型进行辨证治疗。需要说明的是，崩漏有发病缓急的不同，出血新久之异，临证应做到"急则治其标，缓则治其本"，掌握塞流、澄源、复旧三法，随证灵活运用，方能取得较好的疗效。

（1）血热型

主症：阴道突然大量下血，或淋漓日久，血色深红，口干喜饮，头晕面赤，烦躁不寐，舌质红，苔黄，脉滑数。

治则：清热凉血，固经涩血。

方药：清热固经汤加减。生地黄、炙龟甲、牡蛎、棕榈炭、沙参各15克，地骨皮、阿胶（烊化）、黄芩、地榆炭、黑栀子、麦冬各12克，藕节18克，甘草6克。

用法：每日1剂，水煎取汁，分早、晚温服。

（2）血瘀型

主症：出血淋漓不断，或突然下血量多，夹有瘀块，小腹疼痛，拒按，瘀块排出后则疼痛减轻，舌质暗红或舌尖边有瘀点，脉沉涩或弦紧。

治则：活血行瘀，调经止血。

方药：四物汤合失笑散加减。熟地黄、白芍各 15 克，当归、川芎、茜草炭、阿胶（烊化）、陈皮各 12 克，炒蒲黄、五灵脂各 9 克，藕节 20 克，三七（冲服）3 克，大枣 6 枚，甘草 6 克。

用法：每日 1 剂，水煎取汁，分早、晚温服。

（3）脾虚型

主症：暴崩下血，或淋漓不净，色淡质薄，面色㿠白或虚浮，身体倦怠，四肢不温，气短懒言，胸闷纳呆，大便溏薄，舌体胖嫩或有齿印，苔薄润或腻，脉细弱或芤。

治则：益气固本，养血止血。

方药：固本止崩汤加减。熟地黄、白术、人参、山药各 15 克，黄芪 30 克，当归、炮姜炭、茯苓、棕榈炭各 12 克，升麻、甘草各 6 克，大枣 6 枚。

用法：每日 1 剂，水煎取汁，分早、晚温服。

（4）肾阴虚型

主症：出血量少或淋漓不断，色鲜红，头晕耳鸣，五心烦热，失眠盗汗，腰膝酸软，舌质红，苔薄少或无苔，脉细数无力。

治则：滋肾固阴，固崩止血。

方药：左归丸加减。白术、熟地黄、山药、枸杞子、旱莲草各 15 克，山茱萸、菟丝子、女贞子、龟甲胶、鹿角胶（烊化）、白芍各 12 克，甘草 6 克。

用法：每日 1 剂，水煎取汁，分早、晚温服。

（5）肾阳虚型

主症：出血量多或淋漓不断，色淡红，精神萎靡，头目虚眩，畏寒肢冷，面色晦暗，尿频而长，大便溏薄，舌质淡，苔薄白，脉沉细或微弱，尺脉尤甚。

治则：温肾助阳，固崩止血。

方药：右归丸加减。熟地黄、山药、枸杞子、杜仲、白术、鹿角胶（烊化）各 15 克，山茱萸、菟丝子、赤石脂各 12 克，黄芪 30 克，附子、甘草各 6 克。

用法：每日 1 剂，水煎取汁，分早、晚温服。

12 中医是如何认识闭经的病因病机的？

咨询： 我以前月经一直按时来潮，经量、色、质也都正常，这次月经错后 4 个多月仍没来潮，经检查诊断为闭经，我知道中医和西医有着不同的理论体系，想了解一些中医对闭经认识方面的知识，请问中医是如何认识闭经的病因病机的？

解答： 首先说明一下，中医的理论深奥难懂，希望下面的介绍对您了解中医对闭经的认识有所帮助。闭经是指女子年逾 18 岁，仍不见月经来潮，或曾来过月经，但又连续闭止 3 个月以上者。中医认为引发闭经的原因复杂多样，但归纳起来不外虚、实两端。虚者多因肝肾不足，精血两亏，或因气血虚弱，血海空虚，无余血可下；实者多因气滞血瘀，痰湿阻滞，冲任不通，经血不得下行，而致闭经。

（1）肝肾不足：先天肾气不足，天癸未充，或多产房劳，损及肝肾，以致精亏血少，冲任失养，造成经闭。正如《医学正传》所说："月水全借肾水施化，肾水既乏，则经血日以干涸。"

（2）气血虚弱：饮食劳倦，损伤脾气，化源不足，或因大病、久病，或产后失血伤津，或因久患虫疾伤血，冲任血少，血海空虚，发为闭经。正如《兰室秘藏》中所云："妇女脾胃久虚，或形羸气血俱虚，而致经水断绝不行。"

（3）气滞血瘀：郁怒伤肝，肝气郁结，气机不利，血滞不行；或经期、产后血室正开，调摄失宜，外感寒邪，内伤生冷，血为寒凝，气机不利，冲任受阻，而致闭经。此外，也有因环境改变而致经闭者。

（4）痰湿阻滞：肥胖之人，多湿多痰，或脾阳失运，湿聚成痰，痰湿滞于冲任，胞脉闭塞，而致月经不行。如《妇科切要》所谓："肥人经闭，必是痰湿与脂膜壅塞之故。"

13 中医通常将闭经分为几种证型？

咨询：我闭经已1年，吃了不少西药，仍没能恢复正常月经周期，听说中医辨证分型治疗闭经效果不错，前几天我又看了中医，中医大夫说我属于痰湿阻滞型闭经，我想了解一些中医辨证分型方面的知识，请问**中医通常将闭经分为几种证型？**

解答： 尽管闭经以月经闭止为突出表现，但其伴随症状多种多样。闭经之证型有虚、实两类，一般以胸胁胀满、小腹胀痛者为实；头晕、肢软、食欲缺乏、心悸、失眠，腹无胀痛者为虚。根据闭经发病机制和临床表现的不同，中医通常将闭经分为肝肾不足型、气血虚弱型、气滞血瘀型、痰湿阻滞型四种基本证型。

（1）肝肾不足型：主要表现为月经超龄未至，或初潮较迟，量少色红或淡，渐至闭经，头晕耳鸣，腰膝酸软，口干咽燥，五心烦热，潮热汗出，面色暗淡或两颧潮红，舌质红或淡，苔少，脉细弦或细涩。

（2）气血虚弱型：主要表现为月经由后期量少而渐至停闭，面色苍白或萎黄，头晕目眩，心悸怔忡，气短懒言，神倦肢软，或纳少便溏，唇舌色淡，脉细弱或细缓无力。

（3）气滞血瘀型：主要表现为月经数月不行，精神抑郁，烦躁易怒，胸胁胀满，少腹胀痛或拒按，舌质紫暗或边有瘀点，脉沉弦或沉涩。

（4）痰湿阻滞型：主要表现为月经停闭，形体肥胖，胸胁满闷，呕恶痰多，神疲倦怠，带多色白，舌质淡，苔白腻，脉滑。

14 中医是怎样辨证治疗闭经的?

咨询: 我今年40岁,以前月经一直按时来潮,经量、色、质也都正常,这次月经错后3个多月仍没来潮,经检查诊断为闭经,我相信中医,准备用中医的方法治疗,听说中医辨证治疗闭经的效果不错,我想了解一下,<u>中医是怎样辨证治疗闭经的?</u>

解答: 尽管闭经以月经闭止为突出表现,但其伴随症状多种多样。根据闭经发病机制和临床表现的不同,中医通常将其分为肝肾不足型、气血虚弱型、气滞血瘀型、痰湿阻滞型四种基本证型进行辨证治疗。闭经的证型虽多,但不外虚、实两类,临床以虚证为多见。治疗闭经时,应遵循"虚者补之,实则通之"的原则,切勿一见闭经,不分虚实,滥用通利之法,以免耽误病情。

(1)肝肾不足型

主症:月经超龄未至,或初潮较迟,量少色红或淡,渐至闭经,头晕耳鸣,腰膝酸软,口干咽燥,五心烦热,潮热汗出,面色暗淡或两颧潮红,舌质红或淡,苔少,脉细弦或细涩。

治则:滋补肝肾,养血调经。

方药:归肾丸加减。熟地黄、杜仲、枸杞子、山药、菟丝子各15克,当归、山茱萸、茯苓、龟甲、阿胶(烊化)各12克,鸡血藤18克,甘草6克。

用法：每日 1 剂，水煎取汁，分早、晚温服。

（2）气血虚弱型

主症：月经由后期量少而渐至停闭，面色苍白或萎黄，头晕目眩，心悸怔忡，气短懒言，神倦肢软，或纳少便溏，唇舌色淡，脉细弱或细缓无力。

治则：益气扶脾，养血调经。

方药：八珍汤加减。党参、白术、茯苓、熟地黄、白芍、川芎、牛膝各15克，当归、泽兰、续断各12克，鸡血藤18克，甘草 6 克。

用法：每日 1 剂，水煎取汁，分早、晚温服。

（3）气滞血瘀型

主症：月经数月不行，精神抑郁，烦躁易怒，胸胁胀满，少腹胀痛或拒按，舌质紫暗或边有瘀点，脉沉弦或沉涩。

治则：活血祛瘀，理气行滞。

方药：血府逐瘀汤加减。赤芍、桔梗、牛膝各 15 克，当归、川芎、生地黄、香附各 12 克，红花、桃仁各 9 克，柴胡、枳壳各 10 克，甘草 6 克。

用法：每日 1 剂，水煎取汁，分早、晚温服。

（4）痰湿阻滞型

主症：月经停闭，形体肥胖，胸胁满闷，呕恶痰多，神疲倦怠，带多色白，舌质淡，苔白腻，脉滑。

治则：燥湿祛痰，活血通经。

方药：苍附导痰丸加减。茯苓、香附各 15 克，半夏、陈皮、当归、川芎各 12 克，苍术、胆南星、枳壳各 10 克，生姜、砂仁各 9 克，甘草 6 克。

用法：每日 1 剂，水煎取汁，分早、晚温服。

15 中医是如何认识痛经的病因病机的?

咨询: 我月经周期、行经期及量、色、质都很正常,让人苦恼的是近 3 个月来每逢月经期都会出现难以忍受的下腹部疼痛,医生说是痛经,我知道中医和西医不同,中医对痛经的发病机制有独特的认识,请问<u>中医是如何认识痛经的病因病机的?</u>

解答: 的确,中医和西医不同,中医对痛经的发病机制有独特的认识。中医认为痛经的主要发病机制是气血运行不畅,因经水为血所化,血随气行,气充血沛,气顺血和,则经行畅通,自无疼痛之患。若气滞血瘀或气虚血少,则使经行不畅,不通则痛。就引起气血运行不畅的原因而言,有气滞血瘀、寒湿凝滞、气血虚弱以及肝肾亏损等类型。

(1)气滞血瘀:多由情志不舒,肝郁气滞,气机不利,不能运血畅行,血行受阻,冲任经脉不利,经血滞于胞中而作痛。

(2)寒湿凝滞:经期冒雨涉水,游泳,感寒饮冷,或坐卧湿地,寒湿伤于下焦,客于胞宫,经血为寒湿所凝,运行不畅,滞而作痛。

(3)气血虚弱:平素气血不足,或大病久病之后,气血两亏,行经以后,血海空虚,胞脉失养,而致疼痛。或体虚阳气不振,运血无力,经行滞而不畅,导致痛经。

（4）肝肾亏损：素体虚弱，肝肾本虚，或因多产房劳，以致精亏血少，冲任不足，经行之后，血海空虚，不能滋养胞脉，故使小腹虚痛。

痛经的特点是经行小腹疼痛，并随月经周期而发作。《景岳全书·妇人规》中说："经行腹痛，证有虚实，实者，或因寒滞或因血滞，或因气滞；虚者，有因血虚，有因气虚。""凡妇人经行作痛，夹虚者多，全实者少……"根据疼痛发生的时间，疼痛的性质，痛经有寒、热、虚、实之别。一般以经前、经期疼痛者属实，经后痛者为虚。痛时拒按属实，喜按属虚。得热痛减为寒，得热痛剧为热。痛甚于胀，血块排出疼痛减轻者为血瘀，胀甚于痛为气滞。绞痛、冷痛属寒，刺痛属热。绵绵作痛或隐痛为虚。

16 中医通常将痛经分为几种证型？

咨询： 我患有痛经，之前每逢月经来潮就吃西药止痛药，后来听说中医辨证分型治疗痛经效果不错，又看了中医，中医大夫说我属于寒湿凝滞型，用了一个月经周期的中药，这次月经来潮情况好多了，我要问的是：<u>中医通常将痛经分为几种证型？</u>

解答： 痛经以行经前后，或正值行经期间，小腹及腰部疼痛，甚至剧痛难忍为突出表现。痛经总由气血运行不畅、不通则痛，但不通之原因多种多样。根据痛经发病机制和临床表现的不同，中医通常将痛经分为气滞血瘀型、寒湿凝滞型、气血虚弱型和肝肾亏损型四种基本证型。

（1）气滞血瘀型：主要表现为经前或经期小腹胀痛，行经量少，淋漓不畅，血色紫暗有血块，或呈腐肉片样，块下则疼痛减轻，胸胁乳房作胀，舌质紫暗，舌边或有瘀点，脉沉弦。

（2）寒湿凝滞型：主要表现为经前或经行小腹冷痛，甚则牵连腰脊疼痛，得热则舒，经行量少，色暗有血块，畏寒便溏，舌质淡，苔白腻，脉沉紧。

（3）气血虚弱型：主要表现为经期或经净后，小腹绵绵作痛，按之痛减，经色淡，质清稀，面色苍白，精神倦怠，舌质淡，苔薄少，脉虚细。

（4）肝肾亏损型：主要表现为经后小腹隐痛，经来色淡量少，腰脊酸楚，头晕耳鸣，舌质淡红，苔薄少，脉沉细。

17 中医是怎样辨证治疗痛经的？

咨询： 我是个基层医生，前段时间参加基层医生实用中医技术培训，授课老师介绍根据中医辨证分型应用中药汤剂治疗痛经的效果不错，正好我们那里有几位痛经患者，我准备用中药给她们调治一下，我要咨询的是：中医是怎样辨证治疗痛经的？

解答： 授课老师说的没错，根据中医辨证分型应用中药汤剂治疗痛经的效果很好。痛经总由气血运行不畅、不通则痛，但不通之原因多种多样，其性质有寒有热，有虚有实。根据痛经发病机制和临床表现的不同，中医通常将其分为气滞血瘀型、寒湿凝滞型、气血虚弱型和肝肾亏损型 4 种基本证型进行辨证治疗。痛经的治疗原则，根据"通则不痛"的原理，主要以通调气血为主。如因虚而致痛经者，以补为通；因气郁而致血滞者，以行气为主，佐以活血；因血瘀而不通者，以行血逐瘀为主；若血热气实者，以清热凉血为主。病因不同，治法各异，着重调血通经，则疼痛自除。

（1）气滞血瘀型

主症：经前或经期小腹胀痛，行经量少，淋漓不畅，血色紫暗有血块，或呈腐肉片样，块下则疼痛减轻，胸胁乳房作胀，舌质紫暗，舌边或有瘀点，脉沉弦。

治则：理气活血，逐瘀止痛。

方药：膈下逐瘀汤加减。赤芍 15 克，当归、川芎、延胡索、乌药、香附各 12 克，桃仁、红花、五灵脂各 9 克，枳壳、丹皮各 10 克，甘草 6 克。

用法：每日 1 剂，水煎取汁，分早、晚温服。

（2）寒湿凝滞型

主症：经前或经行小腹冷痛，甚则牵连腰脊疼痛，得热则舒，经行量少，色暗有血块，畏寒便溏，舌质淡，苔白腻，脉沉紧。

治则：温经化瘀，散寒利湿。

方药：少腹逐瘀汤加减。茯苓 15 克，延胡索、当归、川芎、苍术、赤芍各 12 克，小茴、干姜、肉桂各 9 克，没药、蒲黄各 10 克，甘草 6 克。

用法：每日 1 剂，水煎取汁，分早、晚温服。

（3）气血虚弱型

主症：经期或经净后，小腹绵绵作痛，按之痛减，经色淡，质清稀，面色苍白，精神倦怠，舌质淡，苔薄少，脉虚细。

治则：益气活血，调经止痛。

方药：圣愈汤加减。黄芪24克，党参、熟地黄、白芍、山药、茯苓、益母草、鸡血藤各15克，当归、川芎、香附各12克，甘草6克。

用法：每日1剂，水煎取汁，分早、晚温服。

（4）肝肾亏损型

主症：经后小腹隐痛，经来色淡量少，腰脊酸楚，头晕耳鸣，舌质淡红，苔薄少，脉沉细。

治则：滋补肝肾，调经止痛。

方药：调肝汤加减。山药、白芍、杜仲、益智仁、白术各15克，阿胶（烊化）、当归、山茱萸、巴戟天、续断、郁金各12克，甘草6克。

用法：每日1剂，水煎取汁，分早、晚温服。

18 如何选用单方验方治疗月经病？

咨询： 我近3个月来每逢月经期都会出现难以忍受的下腹部疼痛，咨询医生说是痛经，属于月经病的一种，我相信中医，知道中医治疗疾病方法多，听说单方验方治疗月经病效果不错，准备选用单方或验方治疗，请问如何选用单方验方治疗月经病？

解答：确实像您所说的那样，中医治疗疾病方法多，单方验方治疗月经病的效果不错，您患有痛经，选用单方或验方治疗是可行的。

单方是指药味不多，取材便利，对某些病证具有独特疗效的方剂。单方治病在民间源远流长，享有盛誉，"单方治大病"之说几乎有口皆碑，深入人心，在长期的实践中，人们总结有众多的行之有效的治疗月经病的单方，采用单方调治月经病，方法简单易行，经济实惠，深受广大患者的欢迎。

验方是经验效方的简称。千方易得，一效难求，古今多少名医，毕其一生精力，在探求疾病的治疗中，反复尝试，反复验证，创造了一个个效验良方，此即验方。验方是医务界的同道在继承总结前人经验的基础上，融汇新知，不断创新，总结出的行之有效的经验新方。不断发掘整理名医专家治疗月经病的经验效方，对于指导临床实践，提高中医治疗月经病的临床疗效，无疑有举足轻重的作用。

单方、验方治疗月经病效果虽好，也只是中医调治月经病诸多方法中的一种，若能与针灸按摩、饮食调养、起居调摄、心理疗法等其他治疗调养方法相互配合，采取综合性的治疗措施，其临床疗效可大为提高。需要说明的是，用于治疗月经病的单方验方较多，它们各有其适用范围，由于患者个体差异和病情轻重不一，加之部分方剂还含有毒性药物，因此在应用单方验方时，一定要在有经验医师的指导下进行，做到根据病情辨病辨证选方用方，依单方验方的功效和适应证仔细分析、灵活运用，并注意随病情的变化及时调整用药，切忌生搬硬套。

19 治疗月经不调的单方有哪些?

咨询: 我以前月经一直都很正常,这次月经来潮已 10 天仍然淋漓不净,医生说属于经期延长,是月经不调的一种类型,听说有一些单方,治疗月经先期、经期延长等月经不调的效果不错,准备试一试,请问**治疗月经不调的单方有哪些?**

解答: 如果应用得当的话,选用中药单方治疗月经先期、月经后期、经期延长、月经过少等月经不调,确实能取得较好的疗效。在长期的实践中,人们总结有众多行之有效的治疗月经不调的中药单方,下面选取常用者,从处方、用法、主治三方面予以介绍,供您参考。

〈处方一〉

处方:柿叶、侧柏叶、黄芩各 9 克。

用法:将上药晒干,共研为细末,每次 3 克,每日 2~3 次,温开水送服。

主治:血热所致的月经先期。

〈处方二〉

处方:生地黄、地骨皮、白芍、黄柏各 16 克,藕节 30 克。

用法:每日 1 剂,水煎取汁,分早、晚 2 次服。

主治:阳热内盛型月经先期。

处方三

处方：丹皮、栀子、白芍各12克，柴胡10克，薄荷6克。

用法：每日1剂，水煎取汁，分早、晚2次服。

主治：肝郁化热型月经先期。

处方四

处方：生地黄、玄参、龙骨各18克，白芍15克，地骨皮12克。

用法：每日1剂，水煎取汁，分早晚2次服。

主治：阴虚内热型月经先期。

处方五

处方：黄芪24克，党参、白术、酸枣仁各15克，阿胶（烊化）各12克。

用法：每日1剂，水煎取汁，分早、晚2次服。

主治：气虚型月经先期。

处方六

处方：乌药、香附、木香、当归各10克，甘草6克。

用法：每日1剂，水煎取汁，分早、晚2次服。

主治：气滞型月经后期。

处方七

处方：当归、白芍、熟地黄、川芎各12克，黄芪18克。

用法：每日1剂，水煎取汁，分早、晚2次服。

主治：血虚型月经后期。

〈处方八〉

处方：砂仁、佛手、山楂各50克，黄酒或米酒500毫升。

用法：将砂仁、佛手、山楂一同放入酒瓶中，密闭浸泡1周。视酒量大小，每次15~30毫升，每日2次，分早、晚饮用。

主治：气滞型月经后期。

〈处方九〉

处方：当归、熟地黄、枸杞子各12克，牛膝15克，肉桂9克。

用法：每日1剂，水煎取汁，分早、晚2次服。

主治：虚寒型月经后期。

〈处方十〉

处方：艾叶9克，牛膝12克，肉桂6克、当归、川芎各10克。

用法：每日1剂，水煎取汁，分早、晚2次服。

主治：实寒型月经后期。

〈处方十一〉

处方：鲜橘叶20克，红糖适量。

用法：每日1剂，将鲜橘叶水煎去渣取汁，冲入红糖，分早晚温热服。

主治：肝郁型月经先后无定期。

〈处方十二〉

处方：月季花10克，蒲黄9克，米酒适量。

用法：每日1剂，将月季花、蒲黄放入砂锅中，加入米酒和水各一半，水煎取汁，分早、晚2次服。

主治：肝郁型月经先后无定期。

《处方十三》

处方：月季花9克，核桃仁30克，红糖适量。

用法：每日1剂，将月季花、核桃仁水煎去渣取汁，冲入红糖，分早、晚温热服。

主治：肾虚型月经先后无定期。

《处方十四》

处方：菟丝子12克，枸杞子、山茱萸各9克，丹参10克。

用法：每日1剂，水煎取汁，分早、晚2次服。

主治：肾虚型月经先后无定期。

《处方十五》

处方：柴胡6克，枳壳、当归各9克，白芍12克，大枣6枚。

用法：每日1剂，水煎取汁，分早、晚2次服。

主治：肝郁型月经先后无定期。

《处方十六》

处方：墨旱莲、茜草各30克，大枣6枚。

用法：每日1剂，水煎取汁，分早、晚2次服。

主治：阴虚血热所致的经期延长。

《处方十七》

处方：鹿角霜、川续断各15克，海螵蛸30克。

用法：每日1剂，水煎取汁，分早、晚2次服。

主治：肾气不固所致的经期延长。

〈处方十八〉

处方：女贞子、墨旱莲、生地黄各15克，茜草12克。

用法：每日1剂，水煎取汁，分早、晚2次服。

主治：阴虚血热所致的经期延长。

〈处方十九〉

处方：生黄芪30克，人参、炒升麻、炒荆芥、枳壳各10克。

用法：每日1剂，水煎取汁，分早、晚2次服。

主治：气虚失摄所致的经期延长。

〈处方二十〉

处方：黄芪24克，白术、党参各15克，棕榈炭、阿胶（烊化）各12克。

用法：每日1剂，水煎取汁，分早、晚2次服。

主治：气虚所致的经期延长。

〈处方二十一〉

处方：益母草30克，当归12克。

用法：每日1剂，水煎取汁，分早、晚2次服。

主治：血瘀型月经过少。

〈处方二十二〉

处方：小茴香、乌药、干姜各10克，川芎12克。

用法：每日1剂，水煎取汁，分早、晚2次服。

主治：寒凝型月经过少。

处方：生地黄、熟地黄、黄芪各 20 克，杜仲、山茱萸各 12 克。

用法：每日 1 剂，水煎取汁，分早、晚 2 次服。

主治：肾虚型月经过少。

◁处方二十四▷

处方：黄芪、党参各 20 克，当归 15 克，大枣 6 枚，红糖适量。

用法：每日 1 剂，将黄芪、党参、当归、大枣水煎去渣取汁，冲入红糖，分早、晚温热服。

主治：血虚型月经过少。

◁处方二十五▷

处方：苍术、白术各 12 克，泽兰、川牛膝各 15 克，炒薏苡仁 30 克。

用法：每日 1 剂，水煎取汁，分早、晚 2 次服。

主治：痰湿型月经过少。

◁处方二十六▷

处方：三七粉适量。

用法：每次 2~3 克，每日 3 次，温开水冲服。

主治：血瘀所致的月经过多。

◁处方二十七▷

处方：铁树叶 30 克，红糖适量。

用法：每日 1 剂，将铁树叶水煎去渣取汁，冲入红糖，分早、晚温热服。

主治：血热所致的月经过多。

〈处方二十八〉

处方：生黄芪、仙鹤草各 30 克。

用法：每日 1 剂，水煎取汁，分早、晚 2 次服。

主治：气虚失摄所致的月经过多。

〈处方二十九〉

处方：茜草、小蓟各 30 克，生大黄 5 克。

用法：每日 1 剂，水煎取汁，分早、晚 2 次服。

主治：血热、血瘀所致的月经过多。

〈处方三十〉

处方：党参、黄芪各 20 克，升麻、炙甘草、白术各 10 克。

用法：每日 1 剂，水煎取汁，分早、晚 2 次服。

主治：气虚失摄所致的月经过多。

20 治疗崩漏常用的单方有哪些？

咨询：我以前月经一直都很正常，这次不知为什么月经来潮已 2 周仍然淋漓不净，今天到中医院就诊，医生说是崩漏，听说有些单方治疗崩漏就有较好的效果，我准备试一试，请您给我介绍一下，治疗崩漏常用的单方有哪些？

解答：崩漏是一种常见的月经病，若出血过多不止可危及患者的生命，所以一旦出现崩漏应及时到医院就诊。单方治疗崩漏只是中医治疗崩漏诸多方法中的一种，必须在医生的指导和密切观察下使用，以免引发不良事件。您想了解治疗崩漏常用的单方有哪些，下面选取几则常用者，从处方、用法、主治三方面予以介绍，供您参考。

〈处方一〉

处方：鹿角霜15克，补骨脂18克，煅牡蛎30克。

用法：每日1剂，水煎取汁，分早、晚2次服。

主治：脾肾阳虚型崩漏。

〈处方二〉

处方：党参、黄精各24克，炒升麻、乌贼骨、甘草各10克。

用法：每日1剂，水煎取汁，分早、晚2次服。

主治：脾虚所致的崩漏。

〈处方三〉

处方：旱莲草、地榆炭、黄芩各15克。

用法：每日1剂，水煎取汁，分早、晚2次服。

主治：血热所致的崩漏。

〈处方四〉

处方：乌梅炭、地榆炭各60克，三七、侧柏叶各30克。

用法：将上药共研为细末，每次10~20克，每日3~4次，温开水送服。

主治：崩漏下血不止。

《处方五》

处方：菟丝子12克，桑寄生、川续断、阿胶（烊化）各10克。

用法：每日1剂，水煎取汁，分早、晚2次服。

主治：肾气虚所致的崩漏。

《处方六》

处方：党参30克，白术15克，黄芪、阿胶（烊化）各9克，甘草3克。

用法：每日1剂，水煎取汁，分早、晚2次服。

主治：脾气虚所致的崩漏。

《处方七》

处方：仙鹤草、龙骨、牡蛎各50克。

用法：每日1剂，水煎取汁，分早、晚2次服。

主治：崩漏下血不止。

《处方八》

处方：黄芪100克，黄芩15克，三七粉5克。

用法：每日1剂，分早、晚2次，黄芪、黄芩水煎取汁，用药汁冲服三七粉。

主治：崩漏偏热者。

21 治疗闭经常用的单方有哪些？

咨询： 我今年38岁，以前月经一直按时来潮，经量、色、质也都正常，这次月经错后3个多月仍没来潮，经检查诊断为闭经，我知道单方也能治大病，听说有一些中药单方治疗闭经的效果不错，请问治疗闭经常用的单方有哪些？

解答： 人们常说"单方治大病"，单方应用得当确实能治疗闭经，恢复正常月经周期。在长期的实践中，人们总结有众多行之有效的治疗闭经的单方，下面选取几则常用者，从处方、用法、主治三方面予以介绍，供您参考。

〈处方一〉

处方：炒白术、天冬、生鸡内金各等份，山楂、红糖各适量。

用法：将炒白术、天冬、生鸡内金共研为细末，每次9克，每日2次，用山楂9克水煎取汁，冲化红糖9克，以之送服药粉。

主治：血瘀型闭经。

〈处方二〉

处方：车前子、茜草、香附各15克。

用法：每日1剂，水煎取汁，分早、晚2次服。

主治：痰湿阻滞型闭经。

《处方三》

处方：百合30克，丹参15克，泽兰9克。

用法：每日1剂，水煎取汁，分早、晚2次服。

主治：阴虚血枯型闭经。

《处方四》

处方：淫羊藿、仙茅各10克，菟丝子、枸杞子各15克，川芎12克。

用法：每日1剂，水煎取汁，分早、晚2次服。

主治：肝肾不足型闭经。

《处方五》

处方：桑椹子25克，鸡血藤20克，黄酒适量。

用法：每日1剂，水煎取汁，分早、晚2次服。

主治：闭经。

《处方六》

处方：生山楂30克，刘寄奴12克，鸡内金10克。

用法：每日1剂，水煎取汁，分早、晚2次服。

主治：气滞血瘀型闭经。

《处方七》

处方：黄芪、当归、菟丝子各30克，淫羊藿15克，大枣10枚。

用法：每日1剂，水煎取汁，分早、晚2次服。

主治：肝肾不足型闭经。

<美处方八>

处方：当归、熟地黄、山药、枸杞子、鸡血藤各12克。

用法：每日1剂，水煎取汁，分早、晚2次服。

主治：气血虚弱型闭经。

22 治疗痛经常用的单方有哪些？

咨询：我以前月经一直都很正常，近半年来不知为什么每逢月经期都会出现难以忍受的下腹部疼痛，医生说是痛经，我是每逢月经来潮就吃止痛药，今天从网络上看到有一些中药单方能治疗痛经，我准备试一试，请问治疗痛经常用的单方有哪些？

解答：用于治疗痛经的中药单方有很多，下面选取几则较常用者，从处方、用法、主治三方面予以介绍，供您参考。

<美处方一>

处方：金荞麦根50克（或鲜品70克）。

用法：每日1剂，水煎取汁，分早、晚2次服，于月经来潮前3~5天开始用药，连服2~3剂，2个月为1个疗程。

主治：痛经。

<美处方二>

处方：山楂（去核）50克，向日葵籽（不去皮）25克，

红糖适量。

用法：每日 1 剂，将山楂、向日葵籽烘干研为细末，分早、晚 2 次，加红糖少许，用温开水送服，月经来潮前 1~2 天开始用药，连服 2~3 剂。

主治：气滞血瘀型痛经。

《处方三》

处方：香附、乌药、延胡索各 9 克，肉桂、细辛各 3 克。

用法：每日 1 剂，水煎取汁，分早、晚 2 次服，于月经来潮前开始用药，连服 2~3 剂。

主治：寒湿凝滞型痛经。

《处方四》

处方：桂皮 6 克，山楂 10 克，红糖适量。

用法：每日 1 剂，将桂皮、山楂水煎去渣取汁，冲入红糖，分早晚温热服，于月经来潮前开始用药，连服 2~3 剂。

主治：寒湿凝滞型痛经。

《处方五》

处方：丹参 60 克，党参 30 克，白酒 500 毫升，红糖适量。

用法：将丹参、党参装入盛有白酒的瓶子中，密闭浸泡 30 天备用。每次 10~20 毫升，每日 2~3 次，加入红糖调服，于月经来潮前开始用药，连服 3~4 天。

主治：气血不足型痛经。

《处方六》

处方：熟地黄、山药、山茱萸各 15 克，益母草 18 克，延胡索 12 克。

用法：每日1剂，水煎取汁，分早、晚2次服，于月经来潮前开始用药，连服3~4天。

主治：肝肾亏损型痛经。

处方七

处方：黄芪30克，当归、白芍、川芎、香附各12克。

用法：每日1剂，水煎取汁，分早、晚2次服，于月经来潮前开始用药，连服3~4天。

主治：气血虚弱型痛经。

处方八

处方：山楂、红糖各50克。

用法：每日1剂，先将山楂熬成浓汁后，再将红糖放入煮化，分早、晚2次温服，于月经来潮前开始用药，连服2~3天，痛时亦可服用。

主治：气滞血瘀型痛经。

23 治疗月经不调常用的验方有哪些？

咨询：我以前月经都很正常，近3个月来虽然月经周期、行经期基本正常，但经血量明显增多，医生说是月经不调中的月经过多，听说有一些验方治疗月经先期、月经过多等月经不调的效果不错，想了解一下，请问<u>治疗月经不调常用的验方有哪些？</u>

解答：用于治疗月经不调的验方有很多，如果恰当使用的话，效果不错。需要注意的是，每个验方都有其适用范围，选用验方一定要由有经验的医师作指导，切不可自作主张、生搬硬套地选用，以免引发不良事件。下面给您介绍几则治疗月经不调的验方，您可咨询一下当地的医生，看是否可以选用。

（1）安冲调经汤

组成：山药15克，白术、石莲肉、川续断、椿根白皮各9克，熟地黄、乌贼骨各12克，生牡蛎30克，炙甘草6克。

用法：每日1剂，水煎取汁，分早、晚2次服。

功效主治：平补脾肾，调经固冲。主治肾气不固之月经先期，表现为月经周期提前，经量增多、色淡、质稀，腰酸膝软，小腹空坠，纳少便溏，舌质淡，脉细弱。

（2）加味清经散

组成：生地黄、枇杷叶各15克，丹皮、青蒿、紫草各10克，地骨皮、生白芍、茯苓、白薇各12克，黄柏8克。

用法：每日1剂，水煎取汁，分早、晚2次服。

功效主治：凉血清热，调经。主治血热型月经先期。

（3）养阴调经方

组成：生地黄、熟地黄、枸杞子、丹参、阿胶、玄参、女贞子、黄芪、地骨皮、杜仲各9克，白芍、白术、青蒿各6克。

用法：每日1剂，水煎取汁，分早、晚2次服。

功效主治：养阴清虚热。主治阴虚火旺型月经先期。

（4）化瘀调经方

组成：赤丹参、当归、赤芍、白芍、制香附、怀牛膝、茺蔚子、泽兰叶各9克，川芎、红花、月季花、炒枳壳各4.5克，川续断12克。

用法：每日1剂，水煎取汁，分早、晚2次服。

功效主治：化瘀调经。主治血虚瘀滞所致的月经后期。

（5）圣愈五子汤

组成：党参、黄芪各30克，当归12克，川芎6克，熟地黄、枸杞子、覆盆子、紫河车粉（冲服）各10克，酒炒白芍、菟丝子、淫羊藿各15克，鸡血藤、鹿角片各18克，砂仁5克。

用法：每日1剂，水煎取汁，分早、晚2次服。

功效主治：补肾填精，益气养血。主治肾虚血亏、冲任不足之月经后期。

（6）温经摄血汤

组成：熟地黄(酒蒸)、白芍(酒炒)各30克，川芎(酒洗)、炒白术各15克，柴胡、肉桂各1.5克，五味子18克，续断3克。

用法：每日1剂，水煎取汁，分早、晚2次服。

功效主治：温中补虚。主治月经后期。

（7）白丹调经汤

组成：白薇、当归、丹皮、川楝子各10克，白芍、生地黄、山药、桑寄生、薏苡仁各15克，丹参、香附各12克，川芎9克，莲子心、甘草各6克。

用法：每日1剂，水煎取汁，分早、晚2次服。

功效主治：疏肝肾之气，养血调经。主治月经先后无定期。

（8）柴芍六君汤

组成：赤芍、白芍、茯苓各12克，柴胡4.5克，党参9克，白术、制半夏、当归、鸡内金各6克，陈皮、甘草各3克。

用法：每日1剂，水煎取汁，分早、晚2次服。

功效主治：疏肝健脾养血。主治月经先后无定期。

（9）补肾定经汤

组成：菟丝子、当归各 10 克，杭白芍、熟地黄、怀山药各 15 克，焦荆芥 6 克，柴胡 3 克。

用法：每日 1 剂，水煎取汁，分早、晚 2 次服。

功效主治：补肾疏肝调经。主治肾虚肝郁、水不涵木所致的月经先后无定期。

（10）凉血清热汤

组成：桑叶、丹皮各 9 克，地骨皮、玄参、紫草根、生白芍、墨旱莲、炒玉竹各 12 克，槐米、生地黄各 15 克，生荷叶、甘草各 6 克。

用法：每日 1 剂，水煎取汁，分早、晚 2 次服。

功效主治：凉血清热，滋阴固冲。主治经期延长、月经过多、崩漏等属血分实热之证者。

（11）归芍二黄汤

组成：黄芪 45 克，白术、苍术、当归、白芍、陈皮各 3 克，熟地黄 15 克，生地黄、炙甘草各 9 克，柴胡 6 克。

用法：每日 1 剂，水煎取汁，分早、晚 2 次服。

功效主治：补中健脾。主治脾气虚弱之经期延长。

（12）益气固冲汤

组成：党参 24 克，黄芪 25 克，白术 12 克，升麻、贯众、枳壳、补骨脂各 10 克，艾叶 6 克。

用法：每日 1 剂，水煎取汁，分早、晚 2 次服，于出血期连服 4~6 剂。

功效主治：益气温阳，止血固冲。主治经期延长、月经过多、崩漏等。

（13）清肝调经汤

组成：钩藤、赤芍、白芍、炒川续断各12克，炒山栀子9克，丹皮、焦山楂、五灵脂、茯苓各10克，炒蒲黄（包煎）6克，炒柴胡5克，益母草15克。

用法：每日1剂，水煎取汁，分早、晚2次服，宜于行经期服用。

功效主治：清肝解郁，化瘀调经。主治月经过多、月经提前、经前乳房胀痛、经期血块多等。

（14）生芍槐花汤

组成：生地黄、白芍、女贞子、墨旱莲各12克，大蓟、小蓟各15克，炒槐花、茜草各9克，炒蒲黄6克。

用法：每日1剂，水煎取汁，分早、晚2次服。

功效主治：滋阴清热，凉血化瘀。主治阴虚血热、瘀滞胞络所致的月经过多。

（15）柴栀调经汤

组成：生地黄20克，柴胡、丹皮、焦栀子、炒蒲黄（包）各10克，白芍、山药、乌贼骨、地榆炭、益母草各15克，三七粉（冲服）3克。经前两胁、乳房胀痛者加橘叶、橘核。

用法：每日1剂，水煎取汁，分早、晚2次服。

功效主治：疏肝清热凉血，止血调经。主治肝郁化热、冲任不固之月经过多。

（16）养血补肾汤

组成：当归、鸡血藤、丹参、炙黄芪、菟丝子、覆盆子、紫河车各15克，川芎、甘草、熟地黄各10克，木香6克。

用法：每日1剂，水煎取汁，分早、晚2次服。

功效主治：补肾益精。主治精血不足之月经过少。

（17）归芎调经汤

组成：熟地黄、菟丝子、淫羊藿各 15 克，当归、川芎各 6 克，白芍、续断、延胡索、茺蔚子各 10 克，小茴香 5 克，巴戟天 12 克。

用法：每日 1 剂，水煎取汁，分早、晚 2 次服。

功效主治：补气血，益肝肾，调月经。主治肝肾亏虚、气血不足之月经过少。

（18）化裁四物汤

组成：当归 9 克，川芎 4 克，熟地黄、仙茅、紫河车、鸡血藤、巴戟天、北黄芪各 15 克，淫羊藿、香附子、益母草各 12 克，鹿角胶（烊化）10 克。

用法：每日 1 剂，水煎取汁，分早、晚 2 次服。

功效主治：补肾益精。主治精血不足之月经过少。

24 治疗崩漏常用的验方有哪些？

咨询： 我患功能失调性子宫出血已数月，服用过不少西药，效果都不太好，今天找中医就诊，医生说我这种情况属于中医所说的崩漏，听说有一些验方治疗崩漏的效果不错，我想试一试，请问治疗崩漏常用的验方有哪些？

解答： 有一些验方治疗崩漏的效果确实不错，您患有崩漏，用验方治疗是可行的。下面介绍几则治疗崩漏常用的验方，您可以在医生的指导下选择使用。需要指出的是，有一些崩漏患者出血量多、病情较急时，应及时到医院救治，切不可一味相信验方而延误治疗，以免引发不良事件。

（1）二稔汤

组成：岗稔根、地稔根、何首乌各30克，党参、熟地黄各18克，白术、桑寄生、续断、赤石脂各15克，炙甘草、棕榈炭各9克。

用法：每日1剂，水煎取汁，分早、晚2次服。

功效主治：滋养肝肾，固气摄血。主治肝肾不足，阴虚内热之崩漏。

（2）温阳止崩汤

组成：潞党参、白芍各12克，生黄芪20克，炒当归、熟附片、牛角䚡、阿胶（烊冲）各10克，生地炭、煅牡蛎、仙鹤草各30克，炮姜炭3克，生蒲黄（包煎）15克。

用法：每日1剂，水煎取汁，分早、晚2次服。

功效主治：补肾健脾，温阳止血。主治阳虚崩漏。

（3）参归治崩汤

组成：潞党参、生地黄、白芍、山茱萸、女贞子、盐水炒黄柏、蒲黄炭各9克，当归身、焦白术、青蒿、陈皮各6克，熟大黄炭3克。

用法：每日1剂，水煎取汁，分早、晚2次服。

功效主治：健脾养血，清热祛瘀。主治阴虚火旺之崩漏。

（4）黄芪治崩方

组成：黄芪、制何首乌、白芍、莲房炭各15克，白术、蒲黄炭各10克，黑姜炭3克，甘草6克，三七粉4.5克。

用法：每日1剂，水煎取汁，分早、晚2次服。

功效主治：补脾益气，佐以化瘀止血。主治气虚崩漏。

（5）益气止崩汤

组成：党参、炒白术、侧柏炭、熟大黄各9克，炙黄芪、炒山药、赤石脂、棕榈炭各12克，炙甘草3克。

用法：每日1剂，水煎取汁，分早、晚2次服。

功效主治：益气健脾固摄。主治脾虚失统之崩漏。

25 治疗闭经常用的验方有哪些？

咨询：我今年32岁，以前月经一直都很正常，自从半年前人工流产后，月经就闭止不来了，吃了不少西药，仍没能恢复正常月经周期，听朋友说有一些验方能治疗闭经，我要咨询的是：**治疗闭经常用的验方有哪些？**

解答：正像您听说的那样，有一些验方能治疗闭经，恢复正常月经周期。下面介绍几则治疗闭经常用的验方，供您参考。

（1）香草汤

组成：香附、泽兰叶各12克，益母草、柏子仁各15克，鸡血藤24克，当归9克，川芎6克，红糖30克。

用法：每日1剂，水煎取汁，分早、晚2次服。

功效主治：养血活血，行气化滞。主治气郁血瘀之闭经。

（2）归芪调经汤

组成：当归、黄芪、菟丝子各30克，淫羊藿、川芎、益母草各15克，生姜3片，大枣10枚。

用法：每日1剂，水煎取汁，分早、晚2次服，可连续服用3~6个月。

功效主治：益气养血调经。主治气血两虚之闭经。

（3）四二五合方

组成：当归、白芍、覆盆子、菟丝子、五味子、车前子、仙茅各9克，川芎3克，熟地黄、牛膝、淫羊藿各12克，枸杞子15克。

用法：每日1剂，水煎取汁，分早、晚2次服。

功效主治：养血益阴，补肾填精。主治血虚肾亏之闭经。

（4）益气补冲汤

组成：党参15克，白术、茯神、熟地黄各12克，当归、黄芪、枸杞子、菟丝子、炙甘草各9克。

用法：每日1剂，水煎取汁，分早、晚2次服。

功效主治：气血双补，肝肾并滋。主治肝肾精枯、气血亏甚之闭经。

（5）四物逍遥汤

组成：柴胡、当归、川芎、香附、延胡索、桃仁、红花各9克，赤芍、生地黄各12克，青皮6克。

用法：每日1剂，水煎取汁，分早、晚2次服。

功效主治：疏肝解郁，利气调经。主治肝郁气滞之闭经。

26 治疗痛经常用的验方有哪些？

咨询： 我今年 30 岁，患痛经已经近 1 年，月经来潮时下腹部疼痛的滋味实在令人难以忍受，只能依靠吃西药止痛药以减轻疼痛，听说有一些验方治疗痛经的效果不错，请问治疗痛经常用的验方有哪些？

解答： 用于治疗痛经的验方有很多，如果恰当使用的话，效果确实不错。下面给您介绍几则治疗痛经常用的验方，供您参考。

（1）痛经饮

组成：当归、炒川楝子、醋炒延胡索、炒小茴香各 10 克，川芎、乌药、甘草各 6 克，益母草、炒白芍各 30 克。

用法：每日 1 剂，水煎取汁，分早、晚 2 次服，经前 3~5 天服用，连服 1~3 个月经周期。

功效主治：行气活血，温经止痛。主治偏于气滞寒凝之痛经。

（2）泽兰汤

组成：泽兰、香附、续断各 14 克，红花、柏子仁各 2 克，当归 10 克，赤芍 12 克，牛膝 3 克，延胡索 8 克。经血中血块较大且多者，宜增加当归、牛膝的用量；月经量多、血虚明显者，加荆芥炭、阿胶珠（烊化兑服）；五心烦热或午后、夜间发热者，加丹皮、地骨皮；肢体发胀者，加茯苓。

用法：每日 1 剂，水煎取汁，分早、晚 2 次服。

功效主治：解郁祛瘀，调气理血。主治痛经，症见经前或经期腰、小腹胀痛、刺痛，胁肋乳房胀痛，经行不畅，经量或多或少，色暗夹有血块等。

（3）温经散寒汤

组成：当归、炒五灵脂、延胡索各 12 克，川芎、生白术、胡芦巴、川楝子、制香附各 10 克，紫石英（先煎）30 克，小茴香、艾叶各 6 克。

用法：每日 1 剂，水煎取汁，分早、晚 2 次服。

功效主治：行气活血，散瘀止痛。主治寒性痛经，症见经行小腹冷痛，或少腹两侧抽痛，畏寒，得热痛减，便溏，舌苔白腻，脉濡缓。

（4）开郁调经方

组成：当归（小茴香拌炒）、白芍、香附、金铃子、乌药、延胡索、莪术各 9 克，木香 3 克，青皮、陈皮各 4.5 克。

用法：每日 1 剂，水煎取汁，分早、晚 2 次服。

功效主治：行气活血，调经止痛。主治肝失条达、气滞失畅之痛经。

（5）理气活血方

组成：当归、香附、乌药、延胡索、枳壳各 12 克，桃仁、郁金、乳香、没药各 9 克，莪术、川芎、柴胡各 6 克，失笑散（包煎）30 克。

用法：每日 1 剂，水煎取汁，分早、晚 2 次服，于月经来潮前开始服药，至经行后第 2 天停药，每个月经周期用药 5 剂。

功效主治：活血化瘀，行气止痛。主治气滞血瘀所致的痛经。

27 如何正确煎煮中药汤剂？

咨询： 我患有痛经，以前每逢月经来潮就吃止痛药以减轻疼痛，今天从网络上看到中药治疗痛经的效果不错，我准备试一试，听说煎煮中药很有讲究，如果煎煮方法不正确，再好的中药也难以取得满意的疗效，请问**如何正确煎煮中药汤剂？**

解答： 汤药是临床最常采用的中药剂型，正像您听说的那样，煎煮汤药的方法直接影响药物的疗效。为了保证临床用药能获得预期的疗效，煎煮中药汤剂必须采用正确的方法。要正确煎煮中药，应注意以下几点。

（1）煎药器具的选择：煎煮中药最好选择砂锅、砂罐，因其不易与药物成分发生化学反应，并且导热均匀，传热较慢，保暖性能好，可慢慢提高温度，使药内有效成分充分释放到汤液中来。其次也可选用搪瓷制品。煎煮中药忌用铁、铜、铝等金属器具。

（2）煎药用水的选择：煎药用水必须无异味、洁净、澄清，含无机盐及杂质少，以免影响口味、引起中药成分的损失或变化。

（3）煎煮时加水多少：煎药用水量应根据药物的性质、病人的年龄及用途而定。加水量应为饮片吸水量、煎煮过程中蒸发量以及煎煮后所需药液量的总和。一般用水量为将饮片适当加压后，液面淹没过饮片约2厘米为宜。质地坚硬、黏稠或需要久煎的药物，加水量可比一般药物略多；质地疏松或有效成分容易挥发、煎煮时间较短的药物，则液面淹没药物即可。

（4）煎煮前如何浸泡：中药饮片煎前浸泡，既有利于有效成分的充分溶出，又可缩短煎煮时间。多数药物宜用冷水浸泡，一般药物可浸泡20~30分钟，以果实、种子为主的药可浸泡1小时左右。夏季气温较高时，浸泡的时间不宜过长，以免腐败变质。

（5）煎煮的火候和时间：煎煮中药的火候和时间应根据药物的性质和用途而定。煎一般药宜先武火后文火，即未沸前用大火，沸后用小火保持微沸状态。解表药及其他芳香性药物，一般用武火迅速煮沸，之后改用文火维持10~15分钟即可。有效成分不易煎出的矿物类、骨角类、贝壳类、甲壳类药及补益药，一般宜文火久煎，通常是沸后再煎20~30分钟，以使有效成分充分溶出。第二煎则通常较第一煎缩短5~10分钟。

（6）如何榨渣取汁：汤剂煎成后应榨渣取汁，因为一般药物加水煎煮后都会吸附一定的药液，同时已经溶入药液的有效成分可能被药渣再吸附。如药渣不经压榨取汁就抛弃，会造成有效成分的损失。

（7）煎煮的次数：煎药时药物有效成分首先会溶解进入药材组织的水溶液中，然后再扩散到药材外部的水溶液中，到药材内外溶液的浓度达到平衡时，因渗透压平衡，有效成分就不再溶出了，这时只有将药液滤出，重新加水煎煮，有效成分才能继续溶出。为了充分利用药材，避免浪费，使药物有效成分充分溶出，每剂中药不可煎1次就弃掉，最好是煎两次或三次。

（8）入药方法：一般药物可以同时入煎，但部分药物因其性质、性能及临床用途的不同，所需煎煮的时间不同，所以煎煮中药汤剂还应讲究入药的方法，以保证药物应有的疗效。入药方法有先煎、后下、包煎、另煎、烊化及冲服等。

先煎：凡质地坚硬、在水里溶解度小的药物，如矿物类的磁石、寒水石，贝壳类的牡蛎、石决明等，应先入煎一段时间，再纳入其他药物同煎；川乌、附子等药，因其毒性经久煎可以降低，也应先煎，以确保用药安全。

后下：凡因其有效成分煎煮时容易挥发、扩散或破坏而不耐煎煮者，如发汗药薄荷、荆芥，芳香健胃药白蔻仁、茴香，以及大黄、番泻叶等宜后下，待他药煎煮将成时投入，煎沸几分钟即可。大黄、番泻叶等药有时甚至可以直接用开水冲泡服用。

包煎：凡药材质地过轻，煎煮时易飘浮在药液面上，或呈糊状，不便于煎煮及服用者，如蒲黄、海金沙等，应用布包好入煎。药材较细，又含淀粉、黏液质较多的药，如车前子、葶苈子等，煎煮时容易粘锅、糊化、焦化，也应包煎。有些药材有毛，对咽喉有刺激性，如辛夷、旋覆花等，也要用纱布包裹入煎。

另煎：人参等贵重药物宜另煎，以免煎出的有效成分被其他药渣吸附，造成浪费。

烊化：有些药物，如阿胶、蜂蜜、饴糖等，容易黏附于其他药物的药渣中或锅底，既浪费药物，又容易焦煳，宜另行烊化后再与其他药汁兑服。

冲服：入水即化的药，如竹沥等汁性药物，宜用煎好的其他药液或开水冲服。价格昂贵的药物，不易溶于水及加热易挥发的药物，如牛黄、朱砂、琥珀等，也宜冲服。

28 如何选择治疗月经病的中成药？

咨询： 我患痛经已近1年，之前每逢月经来潮就吃止痛药，今天听医生说中成药治疗月经不调、痛经等月经病的效果不错，准备试一试，我知道治疗月经病的中成药有很多，选择使用也有讲究，麻烦您给我讲一讲，<u>如何选择治疗月经病的中成药</u>？

解答： 用于治疗月经不调、痛经、闭经等月经病的中成药较多，它们各有不同的使用范围，临床上如何选择使用，直接关系到治疗效果，作为月经病患者，了解一些这方面的知识很有必要。

通常情况下，月经病患者应根据医生的医嘱选择使用中成药，在选用中成药前，首先要仔细阅读说明书，了解其功效和主治，之后根据具体的病情，有的放矢地使用。

（1）医生指导：虽然相对西药而言中成药的毒副作用要低得多，但是由于中成药有其各自的功效、适应证，若药不对症，不仅无治疗作用，反而会加重病情，甚至引发不良反应，因此月经不调、痛经、闭经等月经病患者在选用中成药时，一定要请教一下医生，在医生的指导下选用。

（2）阅读标签：大凡中成药，在其外包装上都有标签，有的还有说明书，不论是标签还是说明书，其上面都能提供该药的功效、适应证、用法用量、注意事项等，仔细阅读中成药上面的标签和说明书，对正确选用中成药大有好处。

（3）辨证选药：即根据月经不调、痛经、闭经等月经病患者的发病机制和临床表现的不同，通过辨证分型，确立相应的治则，之后根据治疗原则选取中成药。绝大多数中成药是针对不同证型而设的，只有用于适宜的证型才能发挥最好的疗效。要做到辨证选药，既要了解药性，也要清楚中成药的药物组成、功能主治，还要掌握辨证论治的方法。

（4）综合选药：即综合考虑月经不调、痛经、闭经等月经病患者的病、证、症来选择适宜的中成药。有时患者可表现为多种证型的复杂情况，且症状也较突出，故要选用两种或几种药物进行治疗。随着治疗的进展，证、症均会发生改变，治疗选药也要作相应的调整。

29 治疗月经病常用的中成药有哪些？

咨询： 我月经周期、行经期及量、色、质都很正常，让人苦恼的是，最近每逢月经来潮都会出现难以忍受的下腹部疼痛，我知道这是痛经，听说有一些中成药治疗月经不调、痛经、闭经等月经病的效果不错，请问治疗月经病常用的中成药有哪些？

解答： 用于治疗月经病的中成药有很多，它们各有不同的适用范围，下面选取临床较常用者，从药物组成、功能主治、用法用量、注意事项几方面逐一给您介绍。您要切记，如果要用的话，一定要在医生的指导下选用，以免引发不良事件。

（1）定坤丹

组成：人参、鹿茸、西红花、鸡血藤膏、三七、白芍、熟地黄、当归、白术、枸杞子、黄芩、香附、茺蔚子、川芎、鹿角霜、阿胶、延胡索。

功效主治：滋补气血，调经舒郁。用于月经不调，经行腹痛，崩漏下血，赤白带血，贫血虚弱，血晕血脱，产后诸虚，骨蒸潮热。

用法用量：每次半丸~1丸（每丸重10克），每日2次，温开水送服。

注意事项：忌食生冷油腻及刺激性食物，伤风感冒时停服，孕妇慎用，内热甚者慎服。

（2）妇宁丸

组成：益母草、党参、熟地黄、生地黄、陈皮、乌药、白芍、川芎、白术、香附、茯苓、木香、紫苏叶、阿胶、砂仁、黄芩、琥珀、甘草、沉香、牛膝。

功效主治：养血调经，顺气通郁。用于月经不调，腰腹疼痛，赤白带下，精神倦怠，饮食减少。

用法用量：每次1丸（每丸重9克），每日2次，温开水送服。

注意事项：忌生气恼怒及生冷油腻之食物。

（3）逍遥丸

组成：柴胡、当归、白芍、白术、茯苓、薄荷、甘草。

功效主治：疏肝健脾，养血调经。用于肝气不舒，胸胁胀痛，头晕目眩，食欲减退，月经不调。

用法用量：每次8丸（相当于原药材3克），每日3次，温开水送服。

注意事项：忌气恼劳累及生冷油腻之食物。

（4）痛经片

组成：当归、丹参、熟地黄、五灵脂、山楂炭、川芎、肉桂、木香、益母草、青皮、白芍、干姜、香附、茺蔚子、延胡索经、红花。

功效主治：理气活血，散寒止痛。用于寒凝气滞，月经不调，经来腹痛。

用法用量：每次8片（每片重0.35克），每日3次，临经时服。

注意事项：孕妇忌服，火热盛者不宜用。

（5）妇康宁片

组成：白芍、香附、当归、艾叶炭、三七、麦冬、党参、益母草。

功效主治：调经养血，理气止痛。用于气血两亏，月经不调，经期腹痛。

用法用量：每次8片（每片重0.25克），每日2~3次，经前4~5天服用。

注意事项：孕妇忌服。

（6）八珍益母丸

组成：益母草、党参、白术、茯苓、甘草、当归、白芍、川芎、熟地黄。

功效主治：补气血，调月经。用于妇女气血两虚，体弱无力，月经不调。

用法用量：每次1丸（每丸重9克），每日2次，温开水送服。

注意事项：忌气恼劳累及生冷油腻之食物，实热证患者不宜用。

（7）乌鸡白凤丸

组成：乌鸡、鹿角胶、鳖甲、牡蛎、桑螵蛸、人参、黄芪、当归、白芍、香附、天冬、甘草、熟地黄、生地黄、川芎、银柴胡、丹参、山药、芡实、鹿角霜。

功效主治：补气养血，调经止带。用于气血两虚，身体虚弱，腰膝酸软，月经不调，崩漏带下

用法用量：每次1丸（每丸重9克），每日2次，温开水送服。

注意事项：忌生气恼怒及生冷油腻之食物。

（8）妇科宁坤丸

组成：益母草、黄芩、生地黄、木香、香附、党参、川芎、砂仁、阿胶、熟地黄、紫苏叶、白术、甘草、茯苓、柏子仁、陈皮、当归、琥珀、白芍、牛膝、乌药、沉香。

功效主治：养血调经，理气止痛。用于月经不调，崩漏带下，胸脘胀满，腰腹疼痛。

用法用量：每次1丸（每丸重4.5克），每日2次，温开水送服。

注意事项：忌食生冷油腻之食物。

（9）艾附暖宫丸

组成：艾叶炭、香附、吴茱萸、肉桂、当归、川芎、白芍、生地黄、黄芪、续断。

功效主治：理气补血，暖宫调经。用于子宫虚寒，月经不调，经来腹痛，腰酸带下。

用法用量：每次1丸（每丸重9克），每日2~3次，温开

水送服。

注意事项：忌食生冷油腻之食物。

（10）七制香附丸

组成：香附、鲜牛乳、生地黄、茯苓、当归、熟地黄、川芎、白术、白芍、益母草、艾叶炭、黄芩、山茱萸、天冬、阿胶、酸枣仁、砂仁、延胡索、艾叶、人参、甘草、小茴香。

功效主治：开郁顺气，调经养血。用于气滞经闭，胸闷气郁，两胁胀痛，饮食减少，四肢无力，腹内作痛，寒湿白带。

用法用量：每次6克，每日2次，温开水送服。

注意事项：孕妇忌服，忌食生冷油腻之食物。

（11）妇科调经片

组成：当归、川芎、香附、白术、白芍、赤芍、延胡索、熟地黄、大枣、甘草。

功效主治：养血，调经，止痛。用于月经不调，经期腹痛。

用法用量：每次4片（每片重0.3克），每日4次，温开水送服。

注意事项：忌食生冷油腻之食物。

（12）调经止痛片

组成：当归、党参、川芎、香附、益母草、泽兰叶、大红袍。

功效主治：补气活血，调经止痛。用于月经不调，经期腹痛，产后瘀血不尽等。

用法用量：每次6片（每片重0.35克），每日3次，温开水送服。

注意事项：孕妇忌服。

（13）调经活血片

组成：木香、川芎、延胡索、当归、熟地黄、赤芍、红花、乌药、白术、丹参、香附、吴茱萸、泽兰、鸡血藤、菟丝子。

功效主治：调经活血，行气止痛。用于月经不调，经行腹痛。

用法用量：每次5片（每片重0.35克），每日3次，温开水送服。

注意事项：孕妇忌服。

（14）养血调经膏

组成：当归、白芍、川芎、丹参、益母草、泽兰、牛膝、续断、艾叶、生姜、大腹皮、香附、木香、陈皮、白术、茯苓、柴胡、鹿茸粉、人参粉。

功效主治：养血调经，暖宫止痛。用于精血不足、子宫虚寒引起的经期不准，行经腹痛，宫寒带下，腰酸腿软。

用法用量：每张净重15克，取膏药加温软化，外贴于脐腹和腰部。

注意事项：孕妇忌用。

（15）痛经宝颗粒

组成：红花、当归、肉桂、三棱、莪术、丹参、五灵脂、木香、延胡索。

功效主治：温经化瘀，理气止痛。用于妇女痛经。

用法用量：每次1袋（每袋重10克），每日2次，于月经前1周开始，用开水冲服，持续月经来潮3天后停服，连续服用3个月经周期。

注意事项：忌食生冷油腻、辛辣之食物。

（16）痛经灵颗粒

组成：丹参、赤芍、香附、玫瑰花、蒲黄、延胡索、五灵脂、桂枝、红花、乌药。

功效主治：活血化瘀，理气止痛。用于气滞血瘀所致之痛经。

用法用量：每次 1~2 袋（每袋重 10 克），每日 2 次，于月经来潮前 5 天开始，用开水冲服，月经来潮后连服两日或遵医嘱，连续服用 2~3 个月经周期。

注意事项：忌食生冷油腻、辛辣之食物。

（17）宫血停颗粒

组成：黄芪、升麻、党参、益母草、蒲黄、枳壳、龙骨、牡蛎、当归、女贞子、旱莲草。

功效主治：补益脾肾，化瘀止血。用于脾肾两虚、气虚血瘀所致的月经过多及崩漏。

用法用量：每次 1 袋（每袋重 20 克），每日 3 次，开水冲服。

注意事项：恶性肿瘤出血者忌服。

（18）春血安胶囊

组成：熟地黄、车前子、茯苓、柴胡、牛膝、五味子、肉桂、泽泻、三七、附子、山药、黄连、丹皮。

功效主治：益肾固冲，调经止血。用于肝肾不足、冲任失调所致的月经过多，经期腹痛，青春期功能失调性子宫出血，上环后子宫出血。

用法用量：每次 4 粒（每粒重 0.5 克），每日 3 次，口服。

注意事项：孕妇慎用。

（19）桂枝茯苓胶囊

组成：桂枝、茯苓、赤芍、丹皮、桃仁。

功效主治：活血，化瘀，消癥。用于妇人宿有癥块，或血瘀经闭，行经腹痛，产后恶露不尽。

用法用量：每次3粒（每粒重0.3克），每日3次，饭后口服。

注意事项：孕妇忌服，忌食生冷油腻、辛辣之食物。

（20）复方益母草膏

组成：益母草、熟地黄、当归。

功效主治：调经活血，祛瘀生新。用于月经不调，产后子宫复旧不全，恶露不行或过多。

用法用量：每次10~15毫升，每日2次，口服。

注意事项：孕妇忌服。

30 怎样根据辨证分型选用治疗月经先期的中成药？

咨询：我以前月经一直都很正常，近半年来月经总是提前10天左右，我知道这是月经先期，服用归脾丸2个月经周期，效果并不明显，咨询医生说是药不对证，应用中成药需要辨证分型，请问**怎样根据辨证分型选用治疗月经先期的中成药？**

解答：辨证论治是中医的特色和优势，也是中医治疗疾病的主要方法，采用中成药治疗月经不调之月经先期，也应和应用中药汤剂一样进行辨证论治，方能取得好的临床疗效。根据辨证分型选用治疗月经先期的中成药，宜依月经先期患者发病机制和临床表现的不同，通过辨证分型，确立相应的治则，之后根据治则选取中成药。

（1）实热型：主要表现为月经提前，量多色深红或紫红，质黏而稠，心胸烦闷，面红口干，尿黄便结，舌质红，苔黄，脉滑数或洪数。治宜清热凉血。可选用中成药龙胆泻肝丸（每次1~2丸，每日2次，温开水送服）、四红丸（每次1丸，每日2次，温开水送服）、固经丸（每次9克，每日2次，温开水送服）等。

（2）虚热型：主要表现为经行提前，量少色红，质稠黏，两颧潮红，手足心热，舌质红，苔薄少，脉细数。治宜养阴清热。可选用中成药知柏地黄丸（每次8丸，每日3次，淡盐汤或温开水送服）、安坤颗粒（每次1袋，每日2次，开水冲服）、二至丸（每次9克，每日3次，温开水送服）等。

（3）肝郁化热型：主要表现为经行先期，量或多或少，色红或紫，或夹有瘀块，经行不畅，乳房、胸胁、小腹胀痛，心烦易怒，口苦咽干，舌质红，苔薄黄，脉弦数。治宜疏肝清热。可选用中成药丹栀逍遥丸（每次1袋，每日2次，温开水送服）、加味逍遥口服液（每次10毫升，每日2次，口服）、越鞠片（每次5~6片，每日2次，温开水送服）等。

（4）气虚型：主要表现为经行先期，量多色淡，质清稀，神疲肢软，心悸气短，或纳少便溏，或小腹空坠，舌质淡，苔薄少，脉弱无力。治宜补气摄血。可选用中成药归脾丸（每次8丸，每日3次，温开水送服）、当归调经冲剂（每次1袋，每日 2~3 次，开水冲服）、人参养荣丸（每次 1 丸，每日 3 次，温开水送服）等。

31 怎样根据辨证分型选用治疗月经后期的中成药？

咨询： 我以前月经周期、行经期及量、色、质都很正常，近 3 个月来不知为什么月经总是错后 10 天左右，咨询医生说是月经不调中的月经后期，可以根据辨证分型选用中成药进行治疗，我要问的是：**怎样根据辨证分型选用治疗月经后期的中成药？**

解答： 根据月经后期发病机制和临床表现的不同，可将其分为实寒型、虚寒型、血虚型和气滞型四种不同证型，依据不同的证型选用相应的中成药，做到药证相符，方能取得好的疗效。下面给您简单介绍一下怎样根据辨证分型选用治疗月经后期的中成药，供您参考。

（1）实寒型：主要表现为经期延后，色暗量少，小腹冷痛，得热则减，或畏寒肢冷，面色苍白，舌质淡，苔薄白，脉沉紧。治宜温经行滞。可选用中成药复方归芍颗粒（每次 2 袋，每日 2 次，开水冲服）、少腹逐瘀胶囊（每次 4 粒，每日 2 次，口服）、女金丹（每次 1 丸，每日 2 次，生姜汤或温开水送服）等。

（2）虚寒型：主要表现为经行延后，色淡量少，质清稀，小腹绵绵作痛，喜热熨，按之痛减，腰酸无力，小便清长，大便稀溏，舌质淡，苔薄白，脉沉迟无力。治宜养血温经，扶阳散寒。可选用中成药艾附暖宫丸（每次1丸，每日2~3次，温开水送服）、温经丸（每次1丸，每日2次，温开水送服）、八珍鹿胎膏（每次10克，每日2次，炖化，黄酒或温开水送服）等。

（3）血虚型：主要表现为经期延后，量少色淡，质清稀，头晕眼花或心悸少寐，面色苍白或萎黄，舌质淡，苔薄少，脉虚细。治宜补血益气。可选用中成药八珍益母丸（每次1丸，每日2次，温开水送服）、阿胶补血膏（每次15~30克，每日2次，开水化服）、养血当归糖浆（每次10毫升，每日3次，口服）等。

（4）气滞型：主要表现为月经延后，量少色暗有块，小腹胀甚而痛，胸胁乳房作胀，舌质淡红，苔薄少，脉弦或涩。治宜开郁行气、活血调经。可选用中成药七制香附丸（每次6克，每日2次，温开水送服）、四制香附丸（每次1丸，每日2次，温开水送服）、调经活血片（每次5片，每日3次，温开水送服）等。

32 怎样根据辨证分型选用治疗月经先后无定期的中成药?

咨询: 我以前月经周期、行经期及量、色、质都很正常,近段时间不知为什么月经变得忽前忽后,咨询医生说是月经先后无定期,我准备用中成药调理,听说应用中成药还需要辨证分型,请问**怎样根据辨证分型选用治疗月经先后无定期的中成药?**

解答: 的确,应用中成药治疗疾病,和应用中药汤剂一样,也需要辨证分型,如果药不对证,很难达到应有的疗效。根据发病机制和临床表现的不同,中医通常将月经先后无定期分为肝郁型和肾虚型两种基本证型进行辨证治疗。

(1)肝郁型:主要表现为经期或前或后,经量或多或少,经行不畅,胸胁、乳房、少腹胀痛,胸闷不舒,时欲叹息,郁郁不乐,舌质淡,苔薄白,脉弦。治宜疏肝健脾,养血调经。可选用中成药逍遥丸(每次 8 丸,每日 3 次,温开水送服)、越鞠片(每次 5~6 片,每日 2 次,温开水送服)、开郁顺气丸(每次 1 丸,每日 2 次,温开水送服)、调经冲剂(每次 1 袋,每日 2 次,开水冲服)等。

(2)肾虚型:主要表现为经来或先或后,量少色淡,头晕耳鸣,腰酸如折,或小腹空坠,入夜尿多,大便不实,舌质淡,苔薄少,脉沉弱。治宜补肾气、调冲任。可选用中成药六味地黄丸（每次 8 丸，每日 3 次，温开水送服）、安坤赞育丸（每次 1 丸，每日 2 次，温开水送服）、复方乌鸡口服液（每次 10 毫升，每日 2 次，口服）、乳鹿膏（每次 10~20 克，每日 2 次，口服）等。

33 怎样根据辨证分型选用治疗经期延长的中成药？

咨询：我这次月经来潮已 10 天仍然淋漓不净，医生说属于经期延长，听说根据中医辨证分型的不同选用中成药治疗经期延长效果不错，我同事刘某的经期延长就是用中成药治好的，我要咨询的是：**怎样根据辨证分型选用治疗经期延长的中成药？**

解答：中医治疗疾病强调辨证论治，有此证用此药，对月经不调中的经期延长者来说，根据中医辨证分型的不同选用中成药进行治疗，确实能取得较好的疗效。

根据经期延长发病机制和临床表现的不同，中医通常将其分为气虚型和血热型两种基本证型，下面介绍其治则和选药方法，供您参考。

（1）气虚型：主要表现为月经淋漓不净，色淡质清，神倦乏力，心悸少寐，纳少便溏，舌质淡，苔薄少，脉缓弱。治宜益气健脾、温经止血。可选用中成药八珍益母丸（每次 1 丸，每日 2 次，温开水送服）、归脾丸（每次 8 丸，每日 3 次，温开水送服）、补中益气丸（每次8丸，每日3次，温开水送服）、人参健脾丸（每次1丸，每日2次，温开水送服）、内补养荣丸（每次2丸，每日2次，温开水送服）等。

（2）血热型：主要表现为经行持续不净，量少色红，两颧潮红，手足心热，咽干口燥，舌质红，苔薄少，脉细数。治宜养阴清热、固经止血。可选用中成药知柏地黄丸（每次8丸，每日3次，淡盐汤或温开水送服）、固经丸（每次9克，每日2次，温开水送服）、止血片（每次4片，每日3次，温开水送服）、安坤颗粒（每次1袋，每日2次，开水冲服）、四红丸（每次1丸，每日2次，温开水送服）等。

34 怎样根据辨证分型选用治疗月经过多的中成药？

咨询： 我以前月经一直正常，近3个月来虽然月经周期、经期正常，但经血量明显增多，医生说是月经病中的月经过多，建议用中成药治疗，听说中成药治疗疾病和用中药汤剂一样需要辨证分型，请问**怎样根据辨证分型选用治疗月经过多的中成药？**

解答： 医生说的没错，应用中成药治疗疾病和用中药汤剂一样需要辨证分型。根据月经过多发病机制和临床表现的不同，中医通常将其分为气虚型和血热型两种基本证型进行辨证治疗，选用中成药要分清其是气虚型还是血热型。

（1）气虚型：主要表现为月经量多，色淡质稀，清稀如水，面色㿠白，心悸怔忡，气短懒言，小腹空坠，肢软无力，舌质淡，苔薄润，脉虚弱无力。治宜补气摄血、升阳举陷。可选用中成药归脾丸（每次8丸，每日3次，温开水送服）、妇科白凤片（每次5片，每日3次，温开水送服）、八珍益母丸（每次1丸，每日2次，温开水送服）、阿胶三宝膏（每次10克，每日2次，开水冲服）、定坤丹（每次1丸，每日2次，温开水送服）等。

（2）血热型：主要表现为经来量多，色深红或紫红，质稠有小血块，腰腹胀痛，心烦口渴，尿黄便结，舌质淡，苔黄，脉滑数。治宜清热凉血。可选用中成药固经丸（每次9克，每日2次，温开水送服）、断血流颗粒（每次1袋，每日3次，开水冲服）、止血片（每次4片，每日3次，温开水送服）、宫血宁胶囊（每次1~2粒，每日3次，口服）、安坤颗粒（每次1袋，每日2次，开水冲服）等。

35 怎样根据辨证分型选用治疗月经过少的中成药？

咨询： 我患月经过少已近1年，吃过不少西药，还针灸治疗过，效果都不太好，准备改用中成药调治一段时间，听医生说应用中成药需要辨证分型，如果药不对证很难达到应有的疗效，我想了解一下，**怎样根据辨证分型选用治疗月经过少的中成药？**

解答：根据月经过少发病机制和临床表现的不同，中医通常将其分为血虚型、肾虚型和血瘀型三种基本证型，选用中成药应找准证型，做到药证相符。

（1）血虚型：主要表现为经来量少色淡，或点滴即净，小腹空痛，头晕眼花，心悸怔忡，面色萎黄，舌质淡，苔薄少，脉细弱。治宜益气养血，兼补化源。可选用中成药天紫红女胶囊（每次3粒，每日2~3次，口服）、当归调经冲剂（每次1袋，每日2~3次，开水冲服）、养血当归糖浆（每次10毫升，每日3次，口服）、内补养荣丸（每次2丸，每日2次，温开水送服）等。

（2）肾虚型：主要表现为月经量少，色鲜红或淡红，腰膝酸软，足跟痛，或头晕耳鸣，舌质淡少津，脉沉细。治宜滋补肝肾，养血调经。可选用中成药安坤赞育丸（每次1丸，每日2次，温开水送服）、乳鹿膏（每次10~20克，每日2次，口服）、复方乌鸡口服液（每次10毫升，每日2次，口服）、鹿胎胶囊（每次3粒，每日3次，口服）等。

（3）血瘀型：主要表现为经来量少，色紫黑有块，小腹胀痛拒按，血块排出后其痛减轻，舌质紫暗或有瘀点，脉弦或涩。治宜活血行瘀，调经。可选用中成药醋制香附丸（每次1丸，每日2次，温开水送服）、调经止痛片（每次6片，每日3次，温开水送服）、益母冲剂（每次1袋，每日2次，开水冲服）、调经化瘀丸（每次10粒，每日2次，温开水送服）等。

36 怎样根据辨证分型选用治疗崩漏的中成药？

咨询： 我患有功能失调性子宫出血，西药没少吃，效果并不太好，听中医说功能失调性子宫出血相当于中医的崩漏，根据辨证分型用中药治疗效果不错，因为煎煮中药汤剂太麻烦，我想用中成药治疗，请问**怎样根据辨证分型选用治疗崩漏的中成药？**

解答： 中医大夫说的没错，功能失调性子宫出血相当于中医所说的崩漏，根据辨证分型用中药治疗崩漏确实效果不错。当然，煎煮中药汤剂太麻烦，相比之下选用中成药治疗比较方便。根据崩漏发病机制和临床表现的不同，中医通常将崩漏分为血热型、血瘀型、脾虚型、肾阴虚型、肾阳虚型 5 种基本证型，选用中成药治疗必须做到药证相符。

需要指出的是，有一些崩漏患者出血量多、病情较急，此时应及时到医院就医，必要时采取中西医结合的方法积极救治，以免引发不良事件。

（1）血热型：主要表现为阴道突然大量下血，或淋漓日久，血色深红，口干喜饮，头晕面赤，烦躁不寐，舌质红，苔黄，脉滑数。治宜清热凉血、固经涩血。可选用中成药止血片（每次 4 片，每日 3 次，温开水送服）、宫血宁胶囊（每次 1~2 粒，每日 3 次，口服）、安坤颗粒（每次 1 袋，每日 2 次，开水冲服）、断血流颗粒（每次 1 袋，每日 3 次，开水冲服）等。

（2）血瘀型：主要表现为出血淋漓不断，或突然下血量多，夹有瘀块，小腹疼痛，拒按，瘀块排出后则疼痛减轻，舌质暗红或舌尖边有瘀点，脉沉涩或弦紧。治宜活血行瘀、调经止血。可选用中成药云南白药胶囊（每次 2 粒，每日 3 次，口服）、益母草颗粒（每次 1~2 袋，每日 2 次，开水冲服）、震灵丸（每次 9 克，每日 2~3 次，空腹温开水送服）、四物益母丸（每次 1 丸，每日 2 次，温开水送服）等。

（3）脾虚型：主要表现为暴崩下血，或淋漓不净，色淡质薄，面色㿠白或虚浮，身体倦怠，四肢不温，气短懒言，胸闷纳呆，大便溏薄，舌体胖嫩或有齿印，苔薄润或腻，脉细弱或芤。治宜益气固本、养血止血。可选用中成药定坤丹（每次 1 丸，每日 2 次，温开水送服）、妇良丸（每次 3~5 片，每日 3 次，温开水送服）、归脾丸（每次 8 丸，每日 3 次，温开水送服）、阿胶三宝膏（每次 10 克，每日 2 次，开水冲服）等。

（4）肾阴虚型：主要表现为出血量少或淋漓不断，色鲜红，头晕耳鸣，五心烦热，失眠盗汗，腰膝酸软，舌质红，苔薄少或无苔，脉细数无力。治宜滋肾固阴、固崩止血。可选用中成药妇科止血灵（每次 5 片，每日 3 次，温开水送服）、春血安胶囊（每次 4 粒，每日 3 次，口服）、知柏地黄丸（每次 8 粒，每日 3 次，温开水送服）、二至丸（每次 6~9 克，每日 2 次，温开水送服）等。

（5）肾阳虚型：主要表现为出血量多或淋漓不断，色淡红，精神萎靡，头目虚眩，畏寒肢冷，面色晦暗，尿频而长，大便溏薄，舌质淡，苔薄白，脉沉细或微弱，尺脉尤甚。治宜温肾助阳、固崩止血。可选用中成药右归丸（每次 1 丸，每日 2 次，温开水送服)、金匮肾气丸(每次8粒,每日3次,温开水送服)、全鹿丸(每次1丸,每日2次,温开水送服)、苁蓉补肾丸(每次6克,每日2次,温开水或淡盐汤送服)等。

37 怎样根据辨证分型选用治疗闭经的中成药?

咨询: 我今年38岁,闭经已近1年,吃了不少西药,仍没能恢复正常月经周期,听中医大夫说根据中医辨证分型选用中药汤剂或中成药治疗闭经的效果不错,我准备服用一段时间中成药,我要问的是:**怎样根据辨证分型选用治疗闭经的中成药?**

解答: 根据辨证分型选用治疗闭经的中成药,宜依闭经患者发病机制和临床表现的不同,通过辨证分型,确立相应的治则,之后根据治则选取中成药。

(1)肝肾不足型:主要表现为月经超龄未至,或初潮较迟,量少色红或淡,渐至闭经,头晕耳鸣,腰膝酸软,口干咽燥,五心烦热,潮热汗出,面色暗淡或两颧潮红,舌质红或淡,苔少,脉细弦或细涩。治宜滋补肝肾、养血调经。可选用中成药复方乌鸡口服液(每次10毫升,每日2次,口服)、安坤赞育丸(每次1丸,每日2次,温开水送服)、鹿胎胶囊(每次3粒,每日3次,口服)、乳鹿膏(每次10~20克,每日2次,口服)等。

（2）气血虚弱型：主要表现为月经由后期量少而渐至停闭，面色苍白或萎黄，头晕目眩，心悸怔忡，气短懒言，神倦肢软，或纳少便溏，唇舌色淡，脉细弱或细缓无力。治宜益气扶脾、养血调经。可选用中成药驴胶补血颗粒（每次1袋，每日4次，开水冲服）、七制香附丸（每次6克，每日2次，温开水送服）、八珍益母丸（每次1丸，每日2次，温开水送服）、当归调经冲剂（每次1袋，每日2~3次，开水冲服）等。

（3）气滞血瘀型：主要表现为月经数月不行，精神抑郁，烦躁易怒，胸胁胀满，少腹胀痛或拒按，舌质紫暗或边有瘀点，脉沉弦或沉涩。治宜活血祛瘀、理气行滞。可选用中成药妇科通经丸（每次30丸，每日1次，早晨空腹小米汤或黄酒送服）、妇科乌金丸（每次1丸，每日2次，黄酒或温开水送服）、活血丸（每次3克，每日1次，早晨空腹黄酒或温开水送服）、通经甘露丸（每次6克，每日2次，温黄酒或温开水送服）等。

（4）痰湿阻滞型：主要表现为月经停闭，形体肥胖，胸胁满闷，呕恶痰多，神疲倦怠，带多色白，舌质淡。苔白腻，脉滑。治宜燥湿祛痰、活血通经。可选用中成药少腹逐瘀胶囊（每次4粒，每日2次，口服）、艾附暖宫丸（每次1丸，每日2~3次，温开水送服）、十二温经丸（每次6~9克，每日2次，温开水送服）、金匮温经丸（每次6~9克，每日2次，温黄酒或温开水送服）等。

38 怎样根据辨证分型选用治疗痛经的中成药？

咨询：我患有痛经，之前每逢月经来潮就吃止痛药，听说根据中医辨证分型选用中药治疗痛经的效果不错，开始改服中药汤剂，经治疗这次月经来潮痛经的情况好多了，准备用中成药巩固治疗，我想知道，**怎样根据辨证分型选用治疗痛经的中成药？**

解答：应用中成药治疗痛经，和应用中药汤剂一样，同样需要辨证分型，药证相符方能达到应有的疗效。根据痛经发病机制和临床表现的不同，中医通常将其分为气滞血瘀型、寒湿凝滞型、气血虚弱型和肝肾亏损型4种基本证型进行辨证治疗，下面介绍如何根据辨证分型选用中成药。

（1）气滞血瘀型：主要表现为经前或经期小腹胀痛，行经量少，淋漓不畅，血色紫暗有血块，或呈腐肉片样，块下则疼痛减轻，胸胁乳房作胀，舌质紫暗，舌边或有瘀点，脉沉弦。治宜理气活血、逐瘀止痛。可选用中成药痛经宝颗粒（每次1袋，每日2次，于月经前1周开始，用开水冲服，持续月经来潮3天后停服，连续服用3个月经周期）、田七痛经胶囊（每次3~5粒，每日3次，于经期或经前5天服用）、调经化瘀丸（每次10粒，每日2次，温开水送服）、痛经宁糖浆（每次25毫升，每日2次，空腹时温服。于经前7天开始服用，连服10天）等。

（2）寒湿凝滞型：主要表现为经前或经行小腹冷痛，甚则牵连腰脊疼痛，得热则舒，经行量少，色暗有血块，畏寒便溏，舌质淡，苔白腻，脉沉紧。治宜温经化瘀、散寒利湿。可选用中成药痛经丸（每次6~9克，每日1~2次，临经时服用）、艾附暖宫丸（每次1丸，每日2~3次，温开水送服）、温经丸（每次1丸，每日2次，温开水送服）、附桂紫金膏（取膏药1张，加温软化，外贴于腹部）等。

（3）气血虚弱型：主要表现为经期或经净后，小腹绵绵作痛，按之痛减，经色淡，质清稀，面色苍白，精神倦怠，舌质淡，苔薄少，脉虚细。治宜益气活血、调经止痛。可选用中成药八宝坤顺丸（每次1丸，每日2~3次，温开水送服）、鹿胎膏（每次10克，每日2次，温黄酒或温开水送服）、妇康宁片（每次8片，每日2~3次，经前4~5天服用）、调经益灵片（每晚睡前8片，温开水送服；或每次4片，每日2次，分早、晚温开水送服）等。

（4）肝肾亏损型：主要表现为经后小腹隐痛，经来色淡量少，腰脊酸楚，头晕耳鸣，舌质淡红，苔薄少，脉沉细。治宜滋补肝肾、调经止痛。可选用中成药八珍鹿胎膏（每次10克，每日2次，炖化，黄酒或温开水送服）、益坤丸（每次1丸，每日2次，温开水送服）、玉液金片（每次6片，每日2次，温开水送服）、坤宝丸（每次1丸，每日2次，温开水送服）等。

39 针灸治疗月经病有什么作用？

咨询： 我今年28岁，患月经不调已半年，每次月经来潮都要持续10~15天才干净，服用过不少西药，效果都不太好，听说针灸治疗月经不调、闭经、痛经等月经病的效果不错，请您给我讲一讲，<u>针灸治疗月经病有什么作用？</u>

　　解答： 这里首先告诉您，针灸治疗月经不调、闭经、痛经等月经病确实有一定疗效。您想了解针灸治疗月经病有什么作用，首先要知道针灸疗法。"针"是指"针刺"，是利用各种针具刺激穴位以治病的方法；"灸"是指"艾灸"，是用艾绒在穴位上燃灼或熏熨来治病的方法。《灵枢·官能》中说："针所不为，灸之所宜。"《医学入门》中也记载，凡病"药之不及，针之不到，必须灸之"。艾灸可以弥补针刺之不足，针刺和艾灸常配合应用，故常针灸并称。

　　针灸疗法是通过针刺与艾灸调整脏腑经络气血的功能，从而达到防治疾病的目的。针灸治疗月经不调、闭经、痛经等月经病，其作用主要体现在调和阴阳、扶正祛邪和疏通经络等方面。

　　（1）调和阴阳：阴阳平衡是机体保持正常生理状态的根本保证，如果机体阴阳平衡失调，脏腑功能紊乱，诸如出现冲任不固、肝肾不足、火热内盛、气血虚弱、气滞血瘀等，则可罹患月经不调、闭经、痛经等月经病。针灸治疗月经病的关键，就在于根据辨证结果的不同来调节阴阳的偏盛偏衰，使机体阴阳归于新的平衡，达到"阴平阳秘"，恢复其正常的生理功能的目的。

（2）扶正祛邪：扶正就是扶助正气，增强抗病能力；祛邪就是祛除致病的因素。月经不调、闭经、痛经等月经病的发生和发展，通常是正邪相争的过程，针灸可以扶正祛邪，可收到调理冲任、滋补肝肾、清热泻火、补养气血、理气活血、化瘀止痛等多种功效，能纠正月经不调，改善或消除闭经、痛经等引发的诸多身体不适，促使月经病顺利康复。大凡针刺补法和艾灸皆有扶正之作用，针刺泻法和放血有祛邪的作用。当然临证时必须结合腧穴的特殊性来考虑，只有根据病情恰当取穴，才能达到应有的治疗效果。

（3）疏通经络：人体的经络"内属于脏腑，外络于肢节"，十二经的分布，阳经在四肢之表，属于六腑，阴经在四肢之里，属于五脏，并通过十五络的联系，沟通表里，组成气血循环的通路，维持着人体正常的生理功能。经络和气血及脏腑之间有密切的联系，月经不调、闭经、痛经等月经病的发生与气血失和、脏腑失调有关，这些病理特征可以反映在经络上，并可以通过针灸调节经络与脏腑气血的平衡，从而达到纠正月经不调，改善或消除闭经、痛经等引发的诸多身体不适，防止病情进一步发展，促使月经病患者逐渐康复的目的。

40 应用针灸疗法治疗月经病应注意什么？

咨询： 我是个基层医生，前段时间参加基层医生实用中医技术培训，老师说针灸治疗月经不调、痛经等月经病的效果不错，我想知道，应用针灸疗法治疗月经病应注意什么？

解答： 为了保证针灸疗法治疗月经不调、闭经、痛经等月经病安全有效，避免不良反应发生，在应用针刺与艾灸疗法治疗月经病时，应注意以下几个方面。

（1）针刺注意事项

①注意进行严格消毒：采用针刺疗法治疗月经不调、闭经、痛经等月经病时，应注意对所用的针具、施针处皮肤以及施术者的双手进行常规消毒，以预防交叉感染及局部感染的发生。

②注意针刺的禁忌证：要注意针刺治疗的适应证，严防对有禁忌证的月经病患者进行针刺治疗。患有出血性疾病、贫血者，局部皮肤有感染、溃疡、冻伤者，以及体质虚弱、过于饥饿、精神高度紧张者等，均不宜进行针刺治疗。

③恰当选用针刺穴位：以中医学基本理论为指导，根据月经不调、闭经、痛经等月经病患者具体情况的不同，结合穴位的功用主治，恰当选用针刺治疗的穴位，穴位的选取宜少而精。

④掌握正确针刺方法：要掌握正确的针刺方法，严格按照

操作规程针刺,针刺的角度、方向和深度要正确,对风池、风府、哑门等接近延髓等重要部位的穴位以及胸背部穴位尤应注意,以防意外情况发生。针前应注意检查针具,严防应用不合格的针具进行针刺治疗。进针时体外应留有适当的针体,以防针体折断。针刺治疗时应注意选择适当的体位,以有利于正确取穴和施术,并注意防止晕针、滞针和弯针等现象发生。

⑤注意预防处理晕针:应注意预防晕针发生,不要在劳累、饥饿以及精神紧张时针刺,一旦出现晕针现象,应立即让患者平卧,进行相应的处理。

⑥注意与他法相配合:针刺治疗月经不调、闭经、痛经等月经病的作用有限,临床中应注意与药物治疗、饮食调养、情志调节、起居调摄等其他治疗调养方法配合应用,以发挥综合治疗的优势,提高临床疗效。

(2)艾灸注意事项

①根据月经不调、闭经、痛经等月经病患者病情和体质的不同选择合适的穴位和艾灸方法,严防对有艾灸禁忌证的患者进行艾灸治疗。艾灸疗法常用于虚证患者,对中医辨证属实证者,应谨慎用之。施灸时取穴要准确,灸穴不宜过多,火力要均匀,切忌乱灸、暴灸。同时要注意严格消毒,防止感染发生。

②施灸的顺序,一般是从上至下,先背部、后腹部,先头部、后四肢,先灸阳经、后灸阴经,在特殊情况下则可灵活运用,不必拘泥。对皮肤感觉迟钝的患者,施治过程中要不时用手指置于施灸部位,以测知患者局部皮肤的受热程度,便于随时调节施灸的距离,避免烫伤。

③施灸过程中要严防艾火滚落烧伤皮肤或烧坏衣服、被褥等,施灸完毕必须把艾条、艾炷之火熄灭,以防复燃发生火灾。

施灸后还要做好灸后处理，如果因施灸时间过长局部出现小水疱者，注意不要擦破，可任其自然吸收；如果水疱较大，可局部消毒后用毫针刺破水疱放出疱液，或用注射器抽出疱液，再涂以甲紫，并用纱布包敷，以避免感染等不良反应发生。

④艾灸疗法治疗月经不调、闭经、痛经等月经病的作用有限，临床中应注意与药物治疗、饮食调养、情志调节、针刺疗法、起居调摄等其他治疗调养方法配合应用，以发挥综合治疗的优势，提高临床疗效。

41 治疗月经不调常用的针刺处方有哪些？

咨询： 我患有月经不调中的月经后期，正在进行针刺治疗，针刺的穴位是肝俞、关元、膈俞和三阴交穴，听说针刺治疗月经先期、月经后期等月经不调可选用不同的穴位，想了解一下，请问治疗月经不调常用的针刺处方有哪些？

解答： 中医治疗疾病强调辨证论治，不同的病情采用各不相同的方法，针刺治疗也是如此。针刺治疗月经不调确实可选用不同的穴位，有很多好的处方，您说的针刺肝俞、关元、膈俞和三阴交穴，只是诸多治疗月经不调针刺处方中的一种。下面给您介绍一些治疗月经不调常用的针刺处方，供您参考。

处方一

取穴：关元、三阴交、行间、太溪。

操作：患者取适当的体位，局部常规消毒后，用平补平泻手法进行针刺治疗。通常在月经临行前开始针刺治疗，每日治疗 1 次，针刺得气后，留针 15 分钟，连续治疗 3~5 天，平时可每周针刺治疗 1~2 次，3 个月为 1 个疗程。

适应证：血热所致的月经先期。

处方二

取穴：足三里、关元、脾俞、三阴交。

操作：患者取适当的体位，局部常规消毒后，用补法进行针刺治疗。通常在月经临行前开始针刺治疗，每日治疗 1 次，针刺得气后，留针 15 分钟，连续治疗 3~5 天，平时可每周针刺治疗 1~2 次，3 个月为 1 个疗程。

适应证：气虚所致的月经先期。

处方三

取穴：肝俞、关元、膈俞、三阴交。

操作：患者取适当的体位，局部常规消毒后，用补法进行针刺治疗。通常在月经临行前开始针刺治疗，每日治疗 1 次，针刺得气后，留针 15 分钟，连续治疗 3~5 天，平时可每周针刺治疗 1~2 次，3 个月为 1 个疗程。

适应证：血虚所致的月经后期。

处方四

取穴：命门、关元、归来、三阴交。

操作：患者取适当的体位，局部常规消毒后，用平补平泻手法进行针刺治疗。通常在月经临行前开始针刺治疗，每日治疗 1 次，针刺得气后，留针 15 分钟，连续治疗 3~5 天，平时可每周针刺治疗 1~2 次，3 个月为 1 个疗程。

适应证：血寒所致的月经后期。

〔处方五〕

取穴：期门、关元、中脘、三阴交。

操作：患者取适当的体位，局部常规消毒后，用泻法进行针刺治疗。通常在月经临行前开始针刺治疗，每日治疗 1 次，针刺得气后，留针 15 分钟，连续治疗 3~5 天，平时可每周针刺治疗 1~2 次，3 个月为 1 个疗程。

适应证：气滞所致的月经后期。

〔处方六〕

取穴：行间、关元、中脘、三阴交、内关。

操作：患者取适当的体位，局部常规消毒后，用泻法进行针刺治疗。通常在月经临行前开始针刺治疗，每日治疗 1 次，针刺得气后，留针 15 分钟，连续治疗 3~5 天，平时可每周针刺治疗 1~2 次，3 个月为 1 个疗程。

适应证：肝郁所致的月经先后无定期。

〔处方七〕

取穴：水泉、关元、肾俞、三阴交。

操作：患者取适当的体位，局部常规消毒后，用补法进行针刺治疗。通常在月经临行前开始针刺治疗，每日治疗 1 次，针刺得气后，留针 15 分钟，连续治疗 3~5 天，平时可每周针刺治疗 1~2 次，3 个月为 1 个疗程。

适应证：肾虚所致的月经先后无定期。

〈处方八〉

取穴：关元、足三里、三阴交、脾俞、阴陵泉、血海。

操作：患者取适当的体位，局部常规消毒后，用平补平泻手法进行针刺治疗。通常在月经临行前开始针刺治疗，每日治疗1次，针刺得气后，留针15分钟，连续治疗3~5天，平时可每周针刺治疗1~2次，3个月为1个疗程。

适应证：月经过少。

〈处方九〉

取穴：气海、三阴交、太冲、太溪。

操作：患者取适当的体位，局部常规消毒后，用平补平泻手法进行针刺治疗。通常在月经临行前开始针刺治疗，每日治疗1次，针刺得气后，留针15分钟，连续治疗3~5天，平时可每周针刺治疗1~2次，3个月为1个疗程。

适应证：月经先期。

〈处方十〉

取穴：血海、气海、三阴交、归来。

操作：患者取适当的体位，局部常规消毒后，用平补平泻手法进行针刺治疗。通常在月经临行前开始针刺治疗，每日治疗1次，针刺得气后，留针15分钟，连续治疗3~5天，平时可每周针刺治疗1~2次，3个月为1个疗程。

适应证：月经后期。

〈处方十一〉

取穴：血海、下脘、内关、公孙、大陵、膈俞、水道。

操作：患者取适当的体位，局部常规消毒后，用平补平泻手法进行针刺治疗。通常在月经临行前开始针刺治疗，每日治疗1次，针刺得气后，留针15分钟，连续治疗3~5天，平时可每周针刺治疗1~2次，3个月为1个疗程。

适应证：血热所致的月经先期。

〖处方十二〗

取穴：肾俞、太溪、关元、肺俞、风池、耳门。

操作：患者取适当的体位，局部常规消毒后，肾俞、太溪、关元穴用补法，肺俞、风池、耳门用平补平泻手法，进行针刺治疗。通常在月经临行前开始针刺治疗，每日治疗1次，针刺得气后，留针15分钟，连续治疗3~5天，平时可每周针刺治疗1~2次，3个月为1个疗程。

适应证：肝肾阴虚所致的月经先期。

〖处方十三〗

取穴：太冲、三阴交、章门、支沟、内关、中脘、阴陵泉、足三里。

操作：患者取适当的体位，局部常规消毒后，用泻法或平补平泻手法进行针刺治疗。通常在月经临行前开始针刺治疗，每日治疗1次，针刺得气后，留针15分钟，连续治疗3~5天，平时可每周针刺治疗1~2次，3个月为1个疗程。

适应证：肝郁化火所致的月经先期。

〖处方十四〗

取穴：太冲、中极、三阴交、天枢、膻中、气海、章门、期门、中脘、阳陵泉、内关、合谷。

操作：患者取适当的体位，局部常规消毒后，用泻法进行针刺治疗。通常在月经临行前开始针刺治疗，每日治疗 1 次，针刺得气后，留针 20 分钟左右，连续治疗 3~5 天，3 个月为 1 个疗程。

适应证：气滞血瘀所致的月经后期。

《处方十五》

取穴：阴陵泉、三阴交、足三里、内关、公孙、中脘、天枢、丰隆、蠡沟。

操作：患者取适当的体位，局部常规消毒后，阴陵泉、三阴交、足三里、内关、公孙穴用补法，中脘、天枢、丰隆、蠡沟用平补平泻手法，进行针刺治疗。通常在月经临行前开始针刺治疗，每日治疗 1 次，针刺得气后，留针 15 分钟，连续治疗 3~5 天，平时可每周针刺治疗 1~2 次，3 个月为 1 个疗程。

适应证：气血亏虚所致的月经后期。

42 治疗月经不调常用的艾灸处方有哪些？

咨询：我以前月经一直正常，近 3 个月来不仅月经量明显减少，行经的时间也只有 1~2 天，我知道这是月经过少，听说艾灸能治疗月经先期、月经过少等月经不调，我准备用艾灸的方法调理一下，请问治疗月经不调常用的艾灸处方有哪些？

解答：这里首先告诉您，艾灸确实能治疗月经先期、月经后期、经期延长、月经过少等月经不调。用于治疗月经不调的艾灸处方有很多，下面选取临床较常用者，从取穴、操作、适应证三方面逐一介绍，供您参考。

处方一

取穴：气海、血海、三阴交、天枢、归来。

操作：患者取适当的体位，采用艾条温和灸的方法，用艾条依次灸治气海、血海、三阴交、天枢、归来穴。通常每次每穴熏灸 15~20 分钟，每日治疗 1 次，连续治疗 3~5 天。

适应证：实寒所致的月经后期。

处方二

取穴：气海、血海、三阴交、命门、关元。

操作：患者取适当的体位，采用艾条温和灸的方法，用艾条依次灸治气海、血海、三阴交、天枢、归来穴。通常每次每穴熏灸 15~20 分钟，每日治疗 1 次，连续治疗 3~5 天。

适应证：虚寒所致的月经后期。

处方三

取穴：关元、血海、三阴交、行间、太冲。

操作：患者取适当的体位，采用艾炷隔姜灸的方法，将新鲜生姜切成 3 毫米厚的薄姜片，用细针于中间穿数孔，放于穴位上，姜片上放中艾炷点燃施灸，依次灸治关元、血海、三阴交、行间、太冲穴。通常每次每穴灸 5~10 壮，每日灸治 1 次，连续治疗 3~5 天。

适应证：实热所致的月经先期。

取穴：关元、血海、三阴交、复溜、太溪、然谷。

操作：患者取适当的体位，采用艾炷隔姜灸的方法，将新鲜生姜切成3毫米厚的薄姜片，用细针于中间穿数孔，放于穴位上，姜片上放中艾炷点燃施灸，依次灸治关元、血海、三阴交、复溜、太溪、然谷穴。通常每次每穴灸5~10壮，每日灸治1次，连续治疗3~5天。

适应证：虚热所致的月经先期。

〈处方五〉

取穴：脾俞、气海、关元、足三里。

操作：患者取适当的体位，采用艾条温和灸的方法，用艾条依次灸治脾俞、气海、关元、足三里穴。通常于两次月经中间开始施灸，每次每穴熏灸15分钟，每日治疗1次，连续治疗3~5天。

适应证：气虚所致的月经先期。

〈处方六〉

取穴：膈俞、脾俞、气海、归来、血海、足三里、三阴交。

操作：患者取适当的体位，采用艾条温和灸的方法，用艾条依次灸治膈俞、脾俞、气海、归来、血海、足三里、三阴交穴。通常于两次月经中间开始施灸，每次每穴熏灸5~10分钟，每日治疗1次，连续灸治3~5天。

适应证：血虚所致的月经后期。

〈处方七〉

取穴：肝俞、期门、气穴、中极、三阴交、蠡沟、行间、太冲。

操作：患者取适当的体位，采用艾条温和灸的方法，用艾条依次灸治肝俞、期门、气穴、中极、三阴交、蠡沟、行间、太冲穴。通常于两次月经中间开始施灸，每次选取3~5个穴位，上述穴位交替使用，每次每穴熏灸10分钟，每日治疗1次，连续灸治3~5天。

适应证：肝郁气滞所致的月经后期或先后不定期。

〈处方八〉

取穴：肾俞、关元、水泉、三阴交、太溪。

操作：患者取适当的体位，采用艾条温和灸的方法，用艾条依次灸治肾俞、关元、水泉、三阴交、太溪穴。通常于经后3周开始施灸，每次每穴熏灸10~20分钟，每日治疗1次，连续灸治3~5天。

适应证：肾气不足所致的月经先后无定期。

〈处方九〉

取穴：肾俞、中极、合谷、三阴交。

操作：患者取适当的体位，采用艾条温和灸的方法，用艾条依次灸治肾俞、中极、合谷、三阴交穴。通常每次每穴熏灸5~10分钟，每日或隔日治疗1次，宜经常施灸。

适应证：月经不调。

〈处方十〉

取穴：隐白。

操作：患者取适当的体位，采用艾炷隔姜灸的方法，将新鲜生姜切成3毫米厚的薄姜片，用细针于中间穿数孔，放于隐白穴上，姜片上放中艾炷点燃施灸。通常每次灸5~10壮，每日灸治1次。

适应证：月经过多。

处方十一

取穴：气海、脾俞、足三里、隐白。

操作：患者取适当的体位，采用艾条温和灸的方法，用艾条依次灸治气海、脾俞、足三里、隐白穴。通常每次每穴熏灸5~10分钟，每日治疗1次。

适应证：气虚型月经过多。

处方十二

取穴：三阴交、隐白、血海、曲池。

操作：患者取适当的体位，采用艾条温和灸的方法，用艾条依次灸治三阴交、隐白、血海、曲池穴。通常每次每穴熏灸5~10分钟，每日治疗1次。

适应证：血热型月经过多。

处方十三

取穴：肾俞、命门、三阴交、关元。

操作：患者取适当的体位，采用艾条温和灸的方法，用艾条依次灸治肾俞、命门、三阴交、关元穴。通常每次每穴熏灸5~10分钟，每日治疗1次。

适应证：肾虚型月经过少。

处方十四

取穴：肝俞、肾俞、关元、三阴交。

操作：患者取适当的体位，采用艾条温和灸的方法，用艾条依次灸治肝俞、肾俞、关元、三阴交穴。通常每次每穴熏灸5~10 分钟，每日治疗 1 次。

适应证：血虚型月经过少。

〖处方十五〗

取穴：太冲、血海、气海。

操作：患者取适当的体位，采用艾条温和灸的方法，用艾条依次灸治太冲、血海、气海穴。通常每次每穴熏灸 5~10 分钟，每日治疗 1 次。

适应证：血瘀型月经过少。

43 治疗崩漏常用的针灸处方有哪些？

咨询： 我患功能失调性子宫出血已数月，服用过不少西药，效果都不太好，中医大夫说我这种情况属于中医的崩漏，建议采取内服中药与针灸相结合的方法治疗，听说针灸治疗崩漏有很多好的处方，请问**治疗崩漏常用的针灸处方有哪些？**

解答： 内服中药与针灸相结合治疗崩漏有较好的疗效，您患有崩漏，采取内服中药与针灸相结合的方法治疗是可行的。您想了解治疗崩漏常用的针灸处方有哪些，下面给您介绍一些，供您参考。

《处方一》

取穴：隐白、大敦。

操作：患者取适当的体位，局部常规消毒后，用三棱针点刺隐白、大敦穴，以出血2~3滴为度，每日或隔日治疗1次，一般治疗1~3次。

适应证：崩漏。

《处方二》

取穴：三阴交、太冲。

操作：患者取适当的体位，局部常规消毒后，用三棱针点刺三阴交、太冲穴，以出血2~3滴为度，每日或隔日治疗1次。

适应证：崩漏。

《处方三》

取穴：关元、三阴交、隐白、血海、水泉。

操作：患者取适当的体位，局部常规消毒后，采用中等刺激，用泻法进行针刺治疗。通常每日治疗1次，针刺得气后，留针20~30分钟。

适应证：实热所致的崩漏。

《处方四》

取穴：脾俞、关元、足三里、三阴交、隐白。

操作：患者取适当的体位，局部常规消毒后，采用中等刺激，用补法进行针刺治疗。通常每日治疗1次，针刺得气后，留针20~30分钟。

适应证：气虚所致的崩漏。

《处方五》

取穴：血海、阴陵泉、脾俞、断红、大敦。

操作：患者取适当的体位，局部常规消毒后，采用中等刺激，用平补平泻手法进行针刺治疗。通常每日治疗 1 次，针刺得气后，留针 15~20 分钟。

适应证：血热所致的崩漏。

《处方六》

取穴：膈俞、脾俞、中脘、大横、足三里、公孙、内关。

操作：患者取适当的体位，局部常规消毒后，进行针灸治疗。先采用中等刺激，用补法进行针刺治疗，针刺得气后，留针 20 分钟，之后再用艾条温和灸的方法灸治上述穴位，每次每穴熏灸 10~15 分钟。

适应证：脾虚所致的崩漏。

《处方七》

取穴：气海、三阴交、隐白、太冲、支沟、大敦。

操作：患者取适当的体位，局部常规消毒后，采用中等刺激，用泻法进行针刺治疗。通常每日治疗 1 次，针刺得气后，留针 20~30 分钟。

适应证：气郁所致的崩漏。

《处方八》

取穴：气海、关元、中极、隐白。

操作：患者取适当的体位，采用艾炷隔姜灸的方法，将新鲜生姜切成 3 毫米厚的薄姜片，用细针于中间穿数孔，放于穴位上，姜片上放中艾炷点燃施灸，依次灸治气海、关元、中极、隐白穴。通常每次每穴灸5~7壮，每日灸治1次。

适应证：崩漏。

〈处方九〉

取穴：三阴交、血海、隐白、曲池。

操作：患者取适当的体位，采用艾条温和灸的方法，用艾条依次灸治三阴交、血海、隐白、曲池穴，通常每次每穴熏灸10~15分钟，每日灸治1次。

适应证：血热所致的崩漏。

〈处方十〉

取穴：肾俞、关元、子宫、三阴交。

操作：患者取适当的体位，采用艾条温和灸的方法，用艾条依次灸治肾俞、关元、子宫、三阴交穴，通常每次每穴熏灸10~15分钟，每日灸治1次。

适应证：肾虚所致的崩漏。

44 治疗闭经常用的针灸处方有哪些？

咨询： 我是个基层医生，喜欢运用针灸治疗调养疾病，听中医院的老师说针灸疗法能治疗月经病，纠正闭经，恢复正常月经周期，但还不知道针灸的处方，麻烦您给我介绍一下，治疗闭经常用的针灸处方有哪些？

解答： 用于治疗闭经的处方有很多，它们各有不同的适用范围，下面选取临床较常用者，逐一从取穴、操作、适应证三方面予以介绍，希望对您有所帮助。

【处方一】

取穴：主穴取合谷、三阴交、太冲，配穴取膻中、天枢、中极、十七椎下、归来、阴陵泉、行间。

操作：患者取适当的体位，局部常规消毒后，采用中等刺激，用泻法进行针刺治疗。通常每次主穴全选，配穴每次选取3~4个穴位，上述穴位交替使用，每日治疗1次，针刺得气后，留针20~30分钟，宜坚持治疗。

适应证：气滞血瘀所致的闭经。

【处方二】

取穴：中极、合谷、血海、三阴交、行间。

操作：患者取适当的体位，局部常规消毒后，采用中等刺激，用泻法进行针刺治疗。通常每日治疗1次，针刺得气后，留针20~30分钟，宜坚持治疗。

适应证：血滞经闭。

【处方三】

取穴：三阴交、关元、肾俞、血海、足三里。

操作：患者取适当的体位，局部常规消毒后，采用中等刺激，用补法进行针刺治疗。通常每日治疗1次，针刺得气后，留针20~30分钟，宜坚持治疗。

适应证：虚证闭经。

【处方四】

取穴：三阴交、关元、太冲、中极。

操作：患者取适当的体位，局部常规消毒后，采用中等刺激，用泻法进行针刺治疗。通常每日治疗 1 次，针刺得气后，留针 20~30 分钟，宜坚持治疗。

适应证：实证闭经。

处方五

取穴：神阙、次髎、合谷、三阴交。

操作：患者取适当的体位，局部常规消毒后，进行针灸治疗。神阙采用艾炷隔姜灸的方法，将新鲜生姜切成 3 毫米厚的薄姜片，用细针于中间穿数孔，放于神阙穴上，姜片上放大艾炷点燃施灸，灸 1~2 壮；次髎针后加灸，针刺治疗后用艾条温和灸的方法，熏灸 10~20 分钟；合谷、三阴交穴采用中等刺激，用平补平泻手法进行针刺治疗，针刺得气后，留针 20~30 分钟。通常每日或隔日治疗 1 次，宜坚持治疗。

适应证：闭经。

处方六

取穴：主穴取膈俞、肝俞、脾俞、肾俞、气海、关元、归来、足三里、三阴交。脾胃虚弱加胃俞、中脘；肝肾不足加命门、阴谷、腰夹脊；潮热盗汗加膏肓俞；心悸怔忡加内关、神门。

操作：患者取适当的体位，采用艾条温和灸的方法，用艾条依次灸治膈俞、肝俞、脾俞、肾俞、气海、关元、归来、足三里、三阴交等穴。通常每次选取 3~5 个主穴，上述穴位交替使用，配穴根据病情加用，每次每穴熏灸 10~15 分钟，每日治疗 1 次，15 次为 1 个疗程。

适应证：血虚经闭。

〈处方七〉

取穴：气海、三阴交、行间、血海。

操作：患者取适当的体位，采用艾条温和灸的方法，用艾条依次灸治气海、三阴交、行间、血海穴。通常每次每穴熏灸10~15分钟，每日治疗1次。

适应证：气滞血瘀型闭经。

〈处方八〉

取穴：膈俞、脾俞、气海、三阴交、足三里。

操作：患者取适当的体位，采用艾条温和灸的方法，用艾条依次灸治膈俞、脾俞、气海、三阴交、足三里穴。通常每次每穴熏灸10~15分钟，每日治疗1次，宜坚持治疗。

适应证：血虚型闭经。

〈处方九〉

取穴：膻中、中脘、气海、脾俞、丰隆。

操作：患者取适当的体位，采用艾条温和灸的方法，用艾条依次灸治膻中、中脘、气海、脾俞、丰隆穴。通常每次每穴熏灸10~15分钟，每日治疗1次，宜坚持治疗。

适应证：脾虚型闭经。

〈处方十〉

取穴：肾俞、关元、气冲、三阴交。

操作：患者取适当的体位，采用艾条温和灸的方法，用艾条依次灸治肾俞、关元、气冲、三阴交穴。通常每次每穴熏灸10~15分钟，每日治疗1次，宜坚持治疗。

适应证：肾阳虚所致的闭经。

45 治疗痛经常用的针灸处方有哪些?

咨询: 我患痛经已近 1 年,月经来潮时下腹部疼痛,只能依靠吃止痛药以减轻疼痛,今天听说有很多好的针灸处方,能治疗调养痛经,其止痛效果不错,我想进一步了解一下,请问治疗痛经常用的针灸处方有哪些?

解答: 用于治疗痛经的针灸处方有很多,如果恰当使用的话,效果确实不错。下面给您介绍几则治疗痛经常用的针灸处方,供您参考。

〈处方一〉

取穴:中极、次髎、地机。

操作:患者取适当的体位,局部常规消毒后,采用中强刺激,用泻法进行针刺治疗。痛经有规律者可在发作前三天开始针刺治疗,痛经无规律者可于痛经开始时针刺治疗,通常每日治疗 1 次,针刺得气后,留针 15 分钟左右,也可加用电针。

适应证:实证痛经。

〈处方二〉

取穴:足三里、三阴交。

操作:患者取适当的体位,局部常规消毒后,采用中强刺激,用泻法进行针刺治疗。通常每日治疗 1 次,针刺得气后,留针 30 分钟以上。

适应证：实证痛经。

〈处方三〉

取穴：太冲、行间、地机、天枢、膻中、气海、中极、血海、章门。

操作：患者取适当的体位，局部常规消毒后，采用中强刺激，用泻法进行针刺治疗。通常每日治疗 1 次，针刺得气后，留针 30 分钟以上。

适应证：实证痛经。

〈处方四〉

取穴：气海、太冲、三阴交。

操作：患者取适当的体位，局部常规消毒后，采用中等刺激，用泻法进行针刺治疗。通常每日治疗 1 次，针刺得气后，留针 30 分钟以上。

适应证：肝郁气滞所致的痛经。

〈处方五〉

取穴：肝俞、肾俞、关元、足三里、照海。

操作：患者取适当的体位，局部常规消毒后，采用中等刺激，用补法进行针刺治疗。通常每日治疗 1 次，针刺得气后，留针 15~30 分钟。

适应证：气血虚弱、肝肾亏损所致的痛经。

〈处方六〉

取穴：次髎、气海、中极、血海、三阴交、行间。

操作：患者取适当的体位，局部常规消毒后，于痛经时用平补平泻手法针刺次髎穴，通常每日治疗 1 次，针刺得气后，留针 15~30 分钟。待经净痛止后，于两次月经中间采用艾条温和灸的方法，用艾条依次灸治气海、中极、血海、三阴交、行间穴，通常每次每穴熏灸 10~15 分钟，每日治疗 1 次，连续灸治 5~7 日。

适应证：气滞血瘀型痛经。

〈处方七〉

取穴：次髎、中极、水道、子宫、地机。

操作：患者取适当的体位，采用艾条温和灸的方法，用艾条依次灸治次髎、中极、水道、子宫、地机穴。通常每次每穴熏灸 10~15 分钟，每日治疗 1 次，以疼痛缓解为度。

适应证：寒湿凝滞型痛经。

〈处方八〉

取穴：关元、水道、子宫、曲骨。

操作：患者取适当的体位，采用艾条温和灸的方法，用艾条依次灸治关元、水道、子宫、曲骨穴。通常每次每穴熏灸 10~20 分钟，每日治疗 1~2 次，以疼痛缓解为度。

适应证：气血虚弱型痛经。

〈处方九〉

取穴：至阴。

操作：患者取适当的体位，采用艾条温和灸的方法，用艾

◇ 176　　月经病中医调治问答

条灸治双侧至阴穴。通常每次熏灸 20~30 分钟，于月经来潮前 1 周开始灸治，每日治疗 1 次，连续治疗 3~6 日。

适应证：痛经。

处方十

取穴：关元、气海、曲骨、外陵、三阴交。

操作：患者取适当的体位，采用艾条温和灸的方法，用艾条依次灸治关元、气海、曲骨、外陵、三阴交穴。通常于月经来潮前 2 天开始施灸，每次选取 3 个穴位，上述穴位交替使用，每次每穴熏灸 20 分钟，每日治疗 1 次，连续灸治 4~6 天。

适应证：痛经。

46 应用耳针耳压疗法调治月经病应注意什么？

咨询： 我每逢月经来潮时都依靠吃西药止痛药以缓解疼痛，听说耳针耳压疗法简单易行，能调治月经不调、闭经、痛经等月经病，我准备试一试，但不知道有哪些注意事项，请问应用耳针耳压疗法调治月经病应注意什么？

解答： 耳针耳压疗法简单易行，确实能调治月经不调、闭经、痛经等月经病，您患有痛经，可以用耳针耳压的方法调理一段时间。为了保证耳针耳压疗法调治月经病安全有效，避免不良反应发生，在应用耳针耳压疗法调治月经不调、闭经、痛经等月经病时，应注意以下几点。

（1）注意常规清洁消毒：在进行耳针耳压治疗时，应对耳郭皮肤、所用治疗针具、压料以及施术者的双手进行常规消毒，以预防交叉感染及耳部感染的发生。如耳部出现感染者，应及时进行对症处理。

（2）恰当选取耳部穴位：应用耳针耳压疗法调治月经病时，要结合耳穴的功能及主治病证等，选择适当的耳穴进行针刺或贴压治疗。在耳穴处方确定后，可用探针、火柴头、针柄等，在选用的穴区内寻找反应点（压痛点）。

（3）注意耳穴治疗禁忌：耳针耳压疗法安全有效，并无绝对禁忌证，但对过度疲劳、衰弱，极度紧张、敏感，老年体弱者等，禁用耳针耳压疗法。耳部有炎症及冬季有冻疮者，均不宜采用耳针耳压疗法。对胶布、麝香止痛膏等贴用材料过敏者也不宜用耳针耳压疗法。

（4）耳压者宜定时刺激：应用耳压疗法治疗者，在贴压耳穴期间应每日定时按压耳穴，要求手法轻柔、适度，节律均匀，以按压后有酸、麻、胀、痛、灼热的感觉为宜，严防手法力度过重损伤耳部皮肤。

（5）耳针疗法应防晕针：耳针疗法虽然刺激较轻，但也可发生晕针，所以应注意晕针的预防和处理。初次接受耳针治疗和精神紧张者，应先做好思想工作，消除顾虑，选择舒适持久的体位（尽可能采取卧位），取穴不宜太多，手法不宜过重，过度饥饿、疲劳者不予针刺，一旦出现晕针，应及早进行处理。

（6）注意配合其他疗法：耳针耳压疗法调治月经病的作用有限，单独应用有时难以获得满意的疗效，通常作为一种辅助手段与其他治疗调养方法配合应用，临床中应注意与药物治疗、饮食调理、起居调摄等其他治疗调养方法配合应用，以发挥综合治疗的优势，提高临床疗效。

47 调治月经不调常用的耳针耳压处方有哪些？

咨询： 我以前月经一直都很正常，这次月经来潮已10天仍然淋漓不净，医生说属于经期延长，是月经不调的一种类型，听说耳针耳压调治月经不调的效果不错，我准备配合药物治疗试一试，请问调治月经不调常用的耳针耳压处方有哪些？

解答： 耳针耳压疗法取材方便，简单易学，无须特殊的设备，而且疗效可靠，使用安全，是深受人们喜欢的外治方法。您准备在药物治疗的同时配合耳针耳压疗法治疗月经不调的想法是好的，但需要说明的是，耳针耳压选穴要准确，同时也有很多技巧，最好让有经验的医生进行治疗，以保证其安全有效。下面介绍一些调治月经不调常用的耳针耳压处方，供您参考。

〈处方一〉

取穴：肾、子宫、附件、盆腔、内分泌、肾上腺、皮质下、卵巢、膈、肝、脾、心。

操作：按照常用耳穴示意图，找到所选取的耳穴肾、子宫、附件、盆腔、内分泌、肾上腺、皮质下、卵巢、膈、肝、脾、心的位置，耳部常规消毒后，用0.5厘米×0.5厘米大小的胶布，把王不留行籽分别贴压于上述耳穴上。两耳穴位交替贴压，3日更换1次，贴压期间每日自行揉捏穴位3~5次，每次以使耳穴局部有酸胀感为度。

适应证：月经过多。

〔处方二〕

取穴：主穴取子宫、内生殖器。阴虚加内分泌；脾虚加三焦；血瘀加盆腔；湿热加膀胱。

操作：按照常用耳穴示意图，找到所选取的耳穴子宫、内生殖器等的位置，耳部常规消毒后，用0.5厘米×0.5厘米大小的胶布，把王不留行籽分别贴压于上述耳穴上。两耳穴位交替贴压，3日更换1次，贴压期间每日自行揉捏穴位3~5次，每次以使耳穴局部有酸胀感为度。

适应证：经期延长。

〔处方三〕

取穴：卵巢、皮质下、子宫、内生殖器、内分泌、肾。

操作：按照常用耳穴示意图，找到所选取的耳穴卵巢、皮质下、子宫、内生殖器、内分泌、肾的位置，常规消毒后，左手固定耳郭，右手持0.5寸短柄毫针进行针刺，深度以穿破软骨但不透过对侧皮肤为度，针刺得气后留针10~20分钟。通常每日针刺1次，两耳穴位轮换针刺。

适应证：月经过多。

〈处方四〉

取穴：子宫、卵巢、内分泌、皮质下、神门、交感、脾、肾。

操作：按照常用耳穴示意图，找到所选取的耳穴子宫、卵巢、内分泌、皮质下、神门、交感、脾、肾的位置，常规消毒后，左手固定耳郭，右手持0.5寸短柄毫针进行针刺，深度以穿破软骨但不透过对侧皮肤为度，针刺得气后留针10~20分钟。通常每次选取3~4个耳穴，上述穴位轮换针刺，每日治疗1次。

适应证：月经过少。

〈处方五〉

取穴：内分泌、内生殖器、交感。

操作：按照常用耳穴示意图，找到所选取的耳穴内分泌、内生殖器、交感的位置，耳部常规消毒后，用0.5厘米×0.5厘米大小的胶布，把王不留行籽分别贴压于上述耳穴上。两耳穴位交替贴压，3日更换1次，贴压期间每日自行揉捏穴位3~5次，每次以使耳穴局部有酸胀感为度。

适应证：肾虚所致的月经先后无定期。

〈处方六〉

取穴：三焦、内分泌、内生殖器、肝、交感。

操作：按照常用耳穴示意图，找到所选取的耳穴三焦、内分泌、内生殖器、肝、交感的位置，耳部常规消毒后，用0.5厘米×0.5厘米大小的胶布，把王不留行籽分别贴压于上述耳穴上。两耳穴位交替贴压，3日更换1次，贴压期间每日自行揉捏穴位 3~5 次，每次以使耳穴局部有酸胀感为度。

适应证：肝郁所致的月经先后无定期。

48 调治崩漏常用的耳针耳压处方有哪些？

咨询： 我今年 50 岁，是个基层中医，平时喜欢运用耳针耳压疗法治疗调养疾病，听中医院的老师说耳针耳压疗法能调治崩漏，但还不知道耳针耳压的处方，请问**调治崩漏常用的耳针耳压处方有哪些？**

解答： 用于调治崩漏的耳针耳压处方有很多，它们各有不同的适用范围，下面选取临床较常用者，逐一从取穴、操作、适应证三方面予以介绍，希望对您有所帮助。

《处方一》

取穴：子宫、内分泌、皮质下。

操作：按照常用耳穴示意图，找到所选取的耳穴子宫、内分泌、皮质下的位置，常规消毒后，左手固定耳郭，右手持 0.5 寸短柄毫针，用中等刺激进行针刺，深度以穿破软骨但不透过对侧皮肤为度，针刺得气后留针 15~20 分钟。通常两耳穴位交替针刺，每日治疗 1 次，也可采取耳穴埋针法。

适应证：崩漏。

〈处方二〉

取穴：子宫、皮质下、内分泌、卵巢、肾上腺。

操作：按照常用耳穴示意图，找到所选取的耳穴子宫、皮质下、内分泌、卵巢、肾上腺的位置，常规消毒后，左手固定耳郭，右手持 0.5 寸短柄毫针，用中等刺激进行针刺，深度以穿破软骨但不透过对侧皮肤为度，针刺得气后留针 1~2 小时，可间歇行针。通常两耳穴位交替针刺，每日治疗 1 次，也可采取耳穴埋针法。

适应证：崩漏。

〈处方三〉

取穴：子宫、卵巢、内分泌、肝、肾、神门。

操作：按照常用耳穴示意图，找到所选取的耳穴子宫、卵巢、内分泌、肝、肾、神门的位置，常规消毒后，左手固定耳郭，右手持 0.5 寸短柄毫针，用中等刺激进行针刺，深度以穿破软骨但不透过对侧皮肤为度，针刺得气后留针 30~40 分钟。通常每次选取 3~4 个穴位，上述穴位交替使用，每日或隔日治疗 1 次，也可采用耳穴埋针法。

适应证：崩漏。

〈处方四〉

取穴：主穴取肾、子宫、附件、盆腔、内分泌、肾上腺、皮质下、卵巢，配穴取膈、肝、脾、腰痛点。

操作：按照常用耳穴示意图，找到所选取的耳穴肾、子宫、附件、盆腔、内分泌、肾上腺、皮质下、卵巢等的位置，耳部常规消毒后，用 0.5 厘米 ×0.5 厘米大小的胶布，把王不留行籽分别贴压于上述耳穴上。通常每次选主穴 3 个，配穴 2 个，两耳穴位同时贴压，隔日更换 1 次，10 次为 1 个疗程，贴压期间每日自行揉捏穴位 3~5 次，每次以使耳穴局部有酸胀感为度。

适应证：崩漏。

处方五

取穴：子宫、卵巢、内分泌。

操作：按照常用耳穴示意图，找到所选取的耳穴子宫、卵巢、内分泌的位置，常规消毒后，左手固定耳郭，右手持 0.5 寸短柄毫针，用中等刺激进行针刺，深度以穿破软骨但不透过对侧皮肤为度，针刺得气后留针 1~2 小时。通常两耳穴位交替针刺，每日治疗 1 次，也可采取耳穴埋针法。

适应证：崩漏。

49 调治闭经常用的耳针耳压处方有哪些？

咨询： 我闺蜜孙某前年人工流产后闭经，是用耳针耳压的方法调治好的，我闭经已半年，吃了不少西药，仍没能恢复正常月经周期，也想用耳针耳压的方法调治，苦于没有耳针耳压的处方，请问调治闭经常用的耳针耳压处方有哪些？

解答： 适用于调治闭经的耳针耳压处方有很多，它们各有不同的适用范围，下面介绍一些临床常用者，供您参考。

〈处方一〉

取穴：子宫、内分泌、卵巢、皮质下、神门、交感。

操作：按照常用耳穴示意图，找到所选取的耳穴子宫、内分泌、卵巢、皮质下、神门、交感的位置，常规消毒后，左手固定耳郭，右手持 0.5 寸短柄毫针进行针刺，深度以穿破软骨但不透过对侧皮肤为度，针刺得气后留针 15~20 分钟。通常两耳穴位轮换针刺，每日或隔日治疗 1 次，宜坚持治疗。

适应证：闭经。

〈处方二〉

取穴：子宫、内分泌、皮质下、卵巢、肝、肾、三焦、胃、脾。

操作：按照常用耳穴示意图，找到所选取的耳穴子宫、内分泌、皮质下、卵巢、肝、肾、三焦、胃、脾的位置，常规消毒后，左手固定耳郭，右手持 0.5 寸短柄毫针，用中等刺激进行针刺，深度以穿破软骨但不透过对侧皮肤为度，针刺得气后留针 15~20 分钟。通常每次选取 3~4 个穴位，上述穴位交替使用，隔日治疗 1 次，10 次为 1 个疗程，也可采用耳穴埋针法。

适应证：闭经。

〈处方三〉

取穴：内分泌、肝、脾、肾、神门、皮质下。

操作：按照常用耳穴示意图，找到所选取的耳穴内分泌、肝、脾、肾、神门、皮质下的位置，常规消毒后，左手固定耳郭，右手持 0.5 寸短柄毫针，用中等刺激进行针刺，深度以穿破软骨但不透过对侧皮肤为度，针刺得气后留针 15~20 分钟。通常隔日治疗 1 次，10 次为 1 个疗程。

适应证：闭经。

《处方四》

取穴：内生殖器、内分泌、皮质下、肝、肾、心。

操作：按照常用耳穴示意图，找到所选取的耳穴内生殖器、内分泌、皮质下、肝、肾、心的位置，耳部常规消毒后，用 0.5 厘米 ×0.5 厘米大小的胶布，把王不留行籽分别贴压于上述耳穴上。通常每次选取 2~3 个穴位，两耳穴位同时贴压，上述穴位交替使用，3 日更换 1 次，贴压期间每日自行揉捏穴位 3~5 次，每次以使耳穴局部有酸胀感为度，贴压 3~5 次为 1 个疗程，月经来潮后宜再贴 1 个疗程，以巩固疗效。

适应证：闭经。

《处方五》

取穴：内生殖器、子宫、肾、肝、心、内分泌、皮质下、卵巢、脾。

操作：按照常用耳穴示意图，找到所选取的耳穴内生殖器、子宫、肾、肝、心、内分泌、皮质下、卵巢、脾的位置，耳部常规消毒后，用 0.5 厘米 ×0.5 厘米大小的胶布，把王不留行籽分别贴压于上述耳穴上。通常两耳穴位交替贴压，3 日更换 1 次，贴压期间每日自行揉捏穴位 3~5 次，每次以使耳穴局部有酸胀感为度，宜坚持治疗。

适应证：闭经。

50 调治痛经常用的耳针耳压处方有哪些?

咨询: 我最近每逢月经期都会出现难以忍受的下腹部疼痛,医生说是痛经,正在服用中药治疗,听说耳针耳压法能调治痛经,消除下腹部疼痛不适等症状,我准备在服药的同时配合耳针耳压调理一下,请问调治痛经常用的耳针耳压处方有哪些?

解答: 耳针耳压法确实能调治痛经,消除下腹部疼痛不适等症状。您想了解调治痛经常用的耳针耳压处方有哪些,下面介绍几则,供您参考,希望对您有所帮助。

〈处方一〉

取穴:子宫、内分泌、交感、肾。

操作:按照常用耳穴示意图,找到所选取的耳穴子宫、内分泌、交感、肾的位置,耳部常规消毒后,用0.5厘米×0.5厘米大小的胶布,把王不留行籽分别贴压于上述耳穴上。通常两耳穴位交替贴压,3日更换1次,贴压期间每日自行揉捏穴位3~5次,每次以使耳穴局部有酸胀感为度。

适应证:痛经。

〈处方二〉

取穴:子宫、皮质下、内分泌、交感。

操作：按照常用耳穴示意图，找到所选取的耳穴子宫、皮质下、内分泌、交感的位置，耳部常规消毒后，用0.5厘米×0.5厘米大小的胶布，把王不留行籽分别贴压于上述耳穴上。通常两耳穴位交替贴压，3日更换1次，月经来潮前3天开始贴穴，贴压期间每日自行揉捏穴位3~5次，每次以使耳穴局部有酸胀感为度。

适应证：痛经。

【处方三】

取穴：子宫、皮质下、内分泌、卵巢、交感、神门。

操作：按照常用耳穴示意图，找到所选取的耳穴子宫、皮质下、内分泌、卵巢、交感、神门的位置，耳部常规消毒后，用0.5厘米×0.5厘米大小的胶布，把王不留行籽分别贴压于上述耳穴上。通常两耳穴位交替贴压，3日更换1次，月经来潮前3天开始贴穴，贴压期间每日自行揉捏穴位3~5次，每次以使耳穴局部有酸胀感为度。

适应证：寒湿凝滞型痛经。

【处方四】

取穴：子宫、肾、肝、内分泌、皮质下、卵巢、脾。

操作：按照常用耳穴示意图，找到所选取的耳穴子宫、肾、肝、内分泌、皮质下、卵巢、脾的位置，耳部常规消毒后，用0.5厘米×0.5厘米大小的胶布，把王不留行籽分别贴压于上述耳穴上。通常两耳穴位交替贴压，3日更换1次，月经来潮前3天开始贴穴，贴压期间每日自行揉捏穴位3~5次，每次以使耳穴局部有酸胀感为度。

适应证：气滞血瘀型痛经。

‹处方五›

取穴：子宫、肾、肝、内分泌、交感、神门。

操作：按照常用耳穴示意图，找到所选取的耳穴子宫、肾、肝、内分泌、交感、神门的位置，耳部常规消毒后，用0.5厘米×0.5厘米大小的胶布，把王不留行籽分别贴压于上述耳穴上。通常两耳穴位交替贴压，3日更换1次，月经来潮前3天开始贴穴，贴压期间每日自行揉捏穴位3~5次，每次以使耳穴局部有酸胀感为度。

适应证：气血两虚型痛经。

51 药物贴敷法调治月经病有何作用？

咨询：我以前月经一直正常，近3个月来不知为什么每逢月经期都会出现难以忍受的下腹部疼痛，我知道这是痛经，今天爱人给我找个药物贴敷的方子，说能调治月经不调、痛经等月经病，我是将信将疑，请问**药物贴敷法调治月经病有何作用？**

解答：药物贴敷法又称药敷疗法，是把中草药经加工处理，在人体体表某一部位外敷或贴穴，使外敷药物通过肌肤吸收或借助对穴位、经络的刺激作用来治疗疾病的一种外治方法。药物贴敷法以取材简单、方便实用、价格低廉、副作用较少、适应证广泛而著称，不仅可治疗所敷部位的病变，而且可以通过经络"内属脏腑，外络肢节，沟通表里，贯通上下"的作用，选择针对疾病的经络穴位，治疗全身性疾病。

药物贴敷法和中医其他治疗方法一样，也是以中医学整体观念和辨证论治为指导思想的，主要是通过药物的作用、局部刺激作用以及经络调节而起治疗作用的，正如清代医家吴师机所说："外治之理，即内治之理，外治之药，亦即内治之药，所异者法耳。"也就是说，内治和外治法的理、方、药三者是相同的，不同者仅仅是方法各异而已。药物贴敷法确实能调治月经不调、闭经、痛经等月经病，根据月经病患者的不同证型，按药物性味、归经及作用进行辨证选药，使外敷药通过肌肤毛孔吸收，发挥药物自身的治疗作用，"外惹内效"，调整脏腑功能，调和阴阳气血，可收到扶正祛邪、调理冲任、滋补肝肾、清热泻火、补养气血、理气活血、化瘀止痛等多种功效，能纠正月经不调，改善或消除痛经、闭经等引起的诸多身体不适，促使月经病顺利康复。同时，外敷药物对穴位的刺激，可改善局部血液循环，通过经络的传导作用来补虚泻实，促进阴阳平衡，增强机体抗病能力，这也有助于改善月经病患者的自觉症状和促使病体逐渐康复。

52 应用药物贴敷法调治月经病应注意什么？

咨询： 我患痛经已近 1 年，每次月经来潮时都要依靠吃西药止痛药以减轻疼痛，今天同事介绍个药物贴敷的方子，说调治月经不调、痛经等月经病的效果不错，我准备试一试，但又不太放心，请问应用药物贴敷法调治月经病应注意什么？

解答： 为了保证药物贴敷法调治月经不调、闭经、痛经等月经病安全有效，避免不良反应发生，在应用药物贴敷法调治月经病时，应注意以下几点。

（1）注意局部消毒：敷药局部要注意进行清洁消毒，可用 75% 乙醇擦拭局部皮肤，也可用其他消毒液洗净局部皮肤，然后敷药，以免发生感染。

（2）做到辨证选药：外敷药和内服药一样，也应根据病情的不同辨证选药，抓着疾病的本质用药，方能取得好的治疗效果，切不可不加分析地乱用。药物贴敷法必须在医生的指导下，掌握操作要领和注意事项，根据药物贴敷法的适应证选择患者，严禁有贴敷禁忌证者进行药物贴敷治疗。

（3）正确选穴敷药：在应用穴位敷药时，所取穴位不宜过多，每穴用药量宜小，贴敷面积不宜过大，时间不宜过久。要注意外敷药物的干、湿度，过湿容易使药糊外溢，太干又容易脱落，一般以药糊为稠厚状有一定的黏性为度。

（4）重视不良反应：一些刺激性较大或辛辣性的药物对皮肤有一定的刺激作用，可引起局部皮肤红肿、发痒、疼痛、起疱等不良反应；有些患者敷药后还可出现皮肤过敏等现象，还有些患者对胶布或伤湿止痛膏过敏。对这些患者应及时予以对症处理，或改用其他治疗方法。贴敷部位皮肤有破损者及伴有其他重病者，不宜采用药物贴敷法。

（5）注意配合他法：药物贴敷法调治月经不调、闭经、痛经等月经病的作用有限，通常只作为一种辅助调理手段与其他治疗调养方法配合应用，临床中应注意与药物治疗、饮食调理、情志调节、起居调摄等其他治疗调养方法配合应用，以发挥综合治疗的优势，提高疗效。

53 调治月经不调常用的药物贴敷处方有哪些？

咨询：我近 3 个月来每次月经总是提前 10 天左右，医生说是月经不调之月经先期，听说药物贴敷法能调治月经先期、月经后期等月经不调，我朋友张某的月经不调就是用药物贴敷法调治好的，请问调治月经不调常用的药物贴敷处方有哪些？

解答：用于调治月经先期、月经后期等月经不调的药物贴敷处方有很多，它们各有不同的适用范围，下面介绍一些临床常用者，供您参考。

处方一

配方：大黄128克，玄参、生地黄、当归、赤芍、白芷、肉桂各64克，香油、黄丹各适量。

用法：将大黄、玄参、生地黄、当归、赤芍、白芷、肉桂共研为细末，用香油熬膏，黄丹收膏备用。用时每次取适量，贴敷于关元穴处，上置塑料薄膜，外用纱布覆盖，胶布固定。通常每日换药1次，月经前后10日贴敷，3个月为1个疗程。

适应证：血热型月经先期。

处方二

配方：当归、莪术、川芎各10克，吴茱萸、肉桂、小茴香各5克，生姜汁适量。

用法：将当归、莪术、川芎、吴茱萸、肉桂、小茴香共研为细末，用生姜汁调成糊状，贴敷于脐部，外用纱布覆盖，胶布固定。通常每日换药1次，晚上可用热水袋加温20分钟。

适应证：月经后期。

处方三

配方：红蓖麻仁15克。

用法：将红蓖麻仁捣烂如泥状，外敷于百会穴（剪去头发），外用纱布覆盖，胶布固定。通常每日换药1次。

适应证：月经过多。

处方四

配方：鹿茸3克，当归9克，肉桂心、白芍、红花、川芎、干姜各6克。

用法：将上药共研为细末，装瓶密封备用。用时每次取药末3~5克，填纳于脐孔内，外用镇江膏药贴在脐孔上，再以胶布固定。通常7日换药1次，3次为1个疗程。

适应证：月经先期、后期或先后不定期。

〔处方五〕

配方：桃仁、红花、当归、香附、白芍、肉桂、吴茱萸、小茴香、郁金、枳壳、五灵脂、蚕沙、蒲黄、熟地各等份，黄酒适量。

用法：将桃仁、红花、当归、香附、白芍、肉桂、吴茱萸、小茴香、郁金、枳壳、五灵脂、蚕沙、蒲黄、熟地黄共研为细末，用黄酒调成糊状，贴敷于神阙穴，外用纱布覆盖，胶布固定。通常隔日换药1次。

适应证：月经过少。

54 调治崩漏常用的药物贴敷处方有哪些？

咨询： 我患有功能失调性子宫出血，服用过不少西药，效果都不太好，中医大夫说我这种情况属于崩漏，建议采取内服中药与药物贴敷相结合的方法治疗，听说药物贴敷调治崩漏有很多处方，请问调治崩漏常用的药物贴敷处方有哪些？

解答：的确，用于调治崩漏的药物贴敷处方有很多，它们各有不同的适用范围，下面选取几则临床较常用者，依次从配方、用法、适应证几方面予以介绍，供您参考。

〈处方一〉

配方：蓖麻仁 30 克，蓖麻叶 2 张。

用法：将蓖麻仁打碎，与蓖麻叶一同捣至极烂，如厚膏状。再将药膏分为 2 份，分别贴于百会、神阙穴，外用纱布覆盖，胶布固定。通常每日换药 1 次，贴至血停为止。止血后应急用北黄芪、党参各 30~45 克，煎汤频服，连用 5~7 日，以巩固疗效。

适应证：崩漏。

〈处方二〉

配方：当归 30 克，川芎 15 克，白芍、炒五灵脂、延胡索、小茴香、陈皮各 9 克，黄芩、丹皮、地骨皮各 6 克，黄连 3 克，陈醋适量。

用法：将上药共研为细末，用陈醋调成糊状，每次取药糊适量敷于脐部，外用纱布覆盖，胶布固定。通常每日换药 1 次，直至血停为止。

适应证：血热型崩漏。

〈处方三〉

配方：吴茱萸、食盐各等份，黄酒少许。

用法：先将吴茱萸研为细末，与食盐混匀后，取药末 15 克，与黄酒少许调匀，制成 3 个如 5 分硬币大的药饼，分别贴敷于神阙、隐白、脾俞穴上，外用纱布覆盖，胶布固定，同时可用艾条温和灸 30~40 分钟。通常每日换药 1 次。

适应证：崩漏。

处方四

配方：益智仁、沙苑子各 20 克，艾叶 30 克。

用法：将益智仁、沙苑子共研为细末，艾叶煎取汁液，之后用药汁调药末成糊状，敷于脐部，外用纱布覆盖，胶布固定。通常每日换药 4 次，每次贴敷 6 小时，连续应用 5~7 日。

适应证：崩漏。

处方五

配方：蚕沙、灶心土、牛皮胶各 15 克，烧酒适量。

用法：将蚕沙、灶心土、牛皮胶共研为细末，用烧酒调和，制成饼状，置于脐部，外用纱布覆盖，胶布固定。通常每日换药 1 次，直至血止。

适应证：崩漏。

55 调治闭经常用的药物贴敷处方有哪些？

咨询： 我以前月经一直按时来潮，经量、色、质也都正常，这次月经错后 3 个多月仍没有来潮，经检查诊断为闭经，听说药物贴敷简单易行，能调治闭经，我准备试一试，但不知道药物贴敷处方，请问调治闭经常用的药物贴敷处方有哪些？

解答： 适用于调治闭经的药物贴敷处方有很多，如果恰当选用的话，效果确实不错。下面介绍一些调治闭经常用的药物贴敷处方，希望对您有所帮助。

〈处方一〉

配方：鲜益母草、鲜月季花各 30 克。

用法：将鲜益母草、鲜月季花共捣烂，炒热后外敷于小腹部，外用纱布覆盖，胶布固定，贴敷后可用热水袋热敷 15~30 分钟。通常每日换药 1 次，可连续使用。

适应证：闭经。

〈处方二〉

配方：晚蚕沙 30 克，白酒适量。

用法：将晚蚕沙加白酒炒热后，外敷于小腹部，外用纱布覆盖，胶布固定，贴敷后可用热水袋热敷 15~30 分钟。通常每日换药 1 次，可连续使用。

适应证：闭经。

〈处方三〉

配方：鲜山楂 10 枚，赤芍 3 克，生姜 15 克。

用法：将鲜山楂、赤芍、生姜一同捣烂如泥，放锅中炒热，趁热敷于脐部，外用纱布覆盖，胶布固定，贴敷后可用热水袋热敷 30 分钟左右。通常每日贴敷 1~2 次，可连续使用。

适应证：闭经。

〈处方四〉

配方：香附 2 克，桃仁 1 克，水蛭 1 条。

用法：将香附、桃仁共研为细末，再与水蛭一同捣成膏状，敷于脐部，外用伤湿止痛膏固定。通常2~3日换药1次，可连续使用。

适应证：闭经。

〈处方五〉

配方：肉桂、干姜各10克，吴茱萸、小茴香各20克，益母草膏适量。

用法：将肉桂、干姜、吴茱萸、小茴香共研为细末，用益母草膏调成糊状，分别贴敷于神阙、子宫、大赫、命门穴上，外用纱布覆盖，胶布固定。通常每日换药1次，10次为1个疗程。

适应证：寒凝血瘀型闭经。

56 调治痛经常用的药物贴敷处方有哪些？

咨询： 我患痛经已近1年，每次月经来潮时都要依靠吃西药止痛药以减轻疼痛，今天从网络上看到药物贴敷简单易行，能调治痛经，减轻腹部疼痛不适等症状，我准备用药物贴敷法调理一段时间，请问调治痛经常用的药物贴敷处方有哪些？

解答： 药物贴敷简单易行，确实能调治痛经，减轻腹部疼痛不适等症状。下面选取几则调治痛经常用的药物贴敷处方，依次从配方、用法、适应证几方面予以介绍，供您参考。

〈处方一〉

配方：肉桂 10 克，吴茱萸、小茴香各 20 克，白酒适量。

用法：将肉桂、吴茱萸、小茴香共研为细末，用白酒适量炒热后敷于脐部，外用纱布覆盖，胶布固定。通常每日换药 2 次，并可配合热水袋加温，连敷 3 日，下次月经之前再敷 3 日。

适应证：痛经。

〈处方二〉

配方：附子 3 克，当归 9 克，白芍、肉桂、红花、川芎、干姜各 6 克。

用法：将上述药物共研为细末，混匀后装瓶备用。用时取药末适量，填满脐孔，外用伤湿止痛膏固定。通常每日换药 1 次，直到疼痛停止。

适应证：痛经。

〈处方三〉

配方：肉桂、小茴香、当归、延胡索、白芍、虎杖各 1.5 克，干姜、川芎、蒲黄、五灵脂、樟脑、冰片各 1 克，凡士林适量。

用法：将肉桂、小茴香、当归、延胡索、白芍、虎杖、干姜、川芎、蒲黄、五灵脂、樟脑、冰片共研为细末，用凡士林调成糊状，贴敷于关元穴处，外用纱布覆盖，胶布固定。通常每日换药 1 次，3 日为 1 个疗程。

适应证：痛经。

〈处方四〉

配方：肉桂、沉香各 1 克，吴茱萸、干姜、艾叶、小茴香各 2 克，醋炙延胡索、当归各 3 克，白酒适量。

用法：将肉桂、沉香、吴茱萸、干姜、艾叶、小茴香、醋炙延胡索、当归共研为细末，用白酒调成糊状，敷于神阙穴，外用纱布覆盖，胶布固定。通常于月经前 3 日开始贴敷，贴后用热水袋热敷 15~30 分钟，每日换药 1 次，连敷 3 日为 1 个疗程。

适应证：寒湿凝滞型痛经。

〈处方五〉

配方：延胡索、紫丹参、乳香、没药各等份，冰片少许，益母草膏适量。

用法：将延胡索、紫丹参、乳香、没药、冰片共研为细末，用益母草膏调成糊状，分别贴敷于关元、神阙穴，外用纱布覆盖，胶布固定。通常于月经前 1~2 天开始贴敷，每日换药 1 次。

适应证：气滞血瘀型痛经。

57 应用按摩疗法调治月经病应注意什么？

咨询： 我患痛经已近1年，之前每逢月经来潮就吃止痛药，听医生说不吃药、不打针，采取按摩疗法，在轻松舒适的按摩中就能调治月经不调、痛经等月经病，我准备试一试，还不知道有哪些注意事项，请问**应用按摩疗法调治月经病应注意什么**？

解答： 为了保证按摩疗法调治月经不调、痛经等月经病安全有效，避免意外事故发生，在应用按摩疗法调治月经病时，应注意以下几点。

（1）选择适宜环境和体位：在实施按摩疗法调治月经不调、闭经、痛经等月经病时，应选择在安静、幽雅、空气清新的环境中进行，要保持心平气和，采取放松舒适的体位。寒冷季节按摩时，应注意室内温度，以防受凉感冒。

（2）注意采用适宜手法：应用按摩疗法调治月经不调、闭经、痛经等月经病，应根据病情辨证论治，按补泻的不同正确施用手法，切不可不加分析地乱用。要根据不同的要求选用不同的手法，同时手法应力求轻柔和缓，动作宜轻、慢，节律要均匀，保持适宜的用力强度，用力不宜过大，切忌用重力或蛮力。自我按摩应在医生的指导下，在了解注意事项并掌握操作要领后进行。

（3）注意按摩的禁忌证：对月经不调、闭经、痛经等月经病而言，均可采用按摩疗法进行调治，但按摩也有其禁忌证，比如崩漏、月经过多者就不宜应用按摩疗法。通常情况下，严重内科疾病，如有严重心、脑、肺疾病等，应慎用或禁用按摩疗法；传染病如肝炎、结核等，或某些感染性疾病如丹毒、骨髓炎等，禁用按摩疗法；恶性肿瘤、伴有出血倾向的血液病患者也禁用按摩治疗；皮肤病患者也不宜应用按摩疗法。此外，年老体弱、久病体虚以及过饥过饱、酒醉之后均不宜用按摩疗法。

（4）按摩做到持之以恒：按摩疗法调治月经不调、闭经、痛经等月经病起效较慢，所以按摩要做到持之以恒，保证按摩治疗的连续性，切忌三天打鱼，两天晒网。只有坚持不懈地治疗，才能逐步达到改善或消除症状、促使月经病顺利康复的目的。

（5）注意与其他疗法配合：按摩疗法虽然安全有效，但其作用有限，取效较慢，在应用按摩疗法调治月经不调、闭经、痛经等月经病时，还应注意与药物治疗、针灸疗法、心理疗法以及饮食调养等其他治疗调养方法配合应用，以充分发挥综合治疗的优势，提高临床疗效。

58 如何用按摩疗法调治月经不调？

咨询： 我以前月经一直正常，近3个月来虽然月经周期、行经期基本正常，但经血量明显增多，医生说是月经不调中的月经过多，听说按摩疗法轻松舒适，也能调治月经后期、月经过多等月经不调，我想试一试，请问<u>如何用按摩疗法调治月经不调？</u>

解答： 的确像您听说的那样，按摩疗法轻松舒适，也能调治月经后期、月经过多等月经不调。月经不调除了有月经周期不规律、经期延长或缩短、经血量增多或减少，甚至经闭外，还常伴有精神不振、疲乏无力、烦躁不安等各种全身症状。按摩调治月经不调总的原则是调和脏腑，益气活血，同时宜根据患者的具体情况灵活变通。下面介绍几种调治月经后期、月经过多等月经不调的按摩疗法，希望对您有所帮助。

〈方法一〉

此方法通常每日按摩1~2次，适用于各种类型的月经不调患者。

（1）患者取俯卧位，术者站立一侧，以擦法在脊柱两旁往返操作3~5分钟，在肝俞、脾俞、肾俞穴处加重手法。

（2）患者取仰卧位，术者坐或站立一侧，以手掌往返推摩大腿内侧，以感觉发热为度，再点按双侧三阴交穴各1~2分钟，最后以气海穴为圆心，单掌环形按摩5~10分钟。

方法二

此方法通常每日按摩1~2次，适用于月经先期的患者。

（1）患者取俯卧位，术者用双手拇指捏按患者的肾俞穴1分钟，先左后右，使其有沉胀的感觉。

（2）术者用双手按压患者的命门穴2分钟，使其有沉胀的感觉，并向小腹传导。

（3）双手顺势下移，至八髎穴处，用力中等揉按八髎穴处2分钟。

（4）患者取仰卧位，术者用手揉按气海穴，可反复数次。

（5）患者取坐位，术者用拇指按揉法，分别在足三里、三阴交穴处揉按1分钟，至有酸胀感为宜。

对于血热所致之月经先期的患者，加取关元、肓俞、气冲穴，施以揉按小腹凉血法。操作时患者取仰卧位，术者可用单掌揉按小腹，继以双拇指揉按脐下冲任脉之路线，再以拇指揉按关元、肓俞穴，并以双拇指同时压气冲穴，反复3~5遍，最后揉按大腿内侧敏感点数次。

对于脾气虚所致的月经先期患者，加取肝俞、膈俞、次髎等穴，施以推揉背腰养血法。操作时患者取俯卧位，术者以两掌分推其腰部，继以掌根按揉脊柱两侧（重点在肝俞至大肠俞穴及腰骶部），再以拇指按压肝俞、三焦俞、肾俞、次髎等穴，并用手掌揉推八髎穴部位。

方法三

此方法通常每日按摩1~2次，适用于月经后期的患者。

（1）患者取俯卧位，术者立于一侧，以双掌相叠按揉八髎穴部位 3~5 分钟，在患者能耐受的情况下，加重按揉力度。

（2）以滚法在脊柱两旁往返操作 3~5 分钟，重点在肝俞、脾俞、肾俞处，宜加重手法。

（3）双手拇指点按命门穴各 1 分钟，使之有沉胀感，并向小腹传导。

（4）患者取仰卧位，术者以两手拇指分别置于股上部外侧，其余手指置于股内侧，自股内上方阴廉、足五里穴向下拿揉，经阴包、血海穴至阴陵泉穴止，操作 3~5 分钟。

（5）往返推擦大腿内侧，以有温热感为度。

（6）点按、弹拨双侧三阴交穴各 1 分钟。

（7）以气海穴为圆心，做单掌环形摩法 5~10 分钟。

对于寒凝型之月经后期量少患者，可加用以下手法：①推擦小腹及两侧腹股沟处，以温热为度；②双掌指捏、拿肩井穴处肌肉 5~10 次，力量稍重；③沿脐以掌分推腹、腰 1 周，以温热为度。

对于气滞型月经后期量少患者，可加用以下手法：①点按膻中穴 1 分钟；②双掌从腋下向下推擦至腰骶部 15~20 次；③双掌前后交替推擦胸、腹部 10~15 次。

59 如何用按摩疗法调治闭经?

咨询: 我今年 34 岁,闭经已近 1 年,吃了不少西药,仍没能恢复正常月经周期,今天找中医就诊,建议我采取内服中药与按摩相结合的方法治疗,医生已经开好了中药处方,我想了解一下怎样按摩,请问<u>如何用按摩疗法调治闭经?</u>

解答: 闭经有虚有实,其中虚证多于实证,虚证除月经闭止外,主要表现为头晕肢软,口淡纳差,心悸失眠,精神萎靡等,实证则主要表现为胸胁胀满、小腹胀痛等。按摩治疗闭经的总原则是疏通经络、理气活血、补虚泻实。

需要说明的是,按摩调治闭经的作用较弱,取效较慢,通常宜与药物治疗、针灸治疗等其他治疗调养方法配合应用,每日按摩 1~2 次,并宜坚持调治,缓图以功。下面介绍几则调治闭经的按摩方法,供您参考。

〖方法一〗

(1)患者取仰卧位,术者坐或站立一侧,先以手掌由轻到重按压小腹部 10 次左右,然后用顺、逆时针方向掌摩腹部 5~8 分钟;再用拇指按揉关元、气海穴各 1~3 分钟;最后用双手提拿小腹部肌肉 10 次左右,要求手法和缓。

(2)患者取俯卧位,术者站于一侧,先以手掌推摩腰骶部,虚证者横向推摩，实证者则纵向自上而下推摩，均以有热感为度，再用双拇指按揉肝俞、脾俞、肾俞穴各1分钟。

方法二

（1）患者取仰卧位，术者站立于一侧，用掌摩法在小腹部以逆时针方向操作，手法宜缓慢深沉，时间约10分钟。

（2）用指揉法按揉关元、气海穴，每穴约2分钟。

（3）患者取俯卧位，术者站立于一侧，用一指禅推法在腰部两侧膀胱经往返治疗，重点在肝俞、脾俞、肾俞，时间约5分钟。

（4）用擦法在腰脊两旁治疗约5分钟。

（5）用指揉法按揉肝俞、脾俞、肾俞，以有酸胀感为度。

（6）患者取仰卧位或坐位，按揉血海、三阴交、足三里穴，每穴约2分钟。

对于肝肾不足、气血虚弱之患者，加横擦前胸中府、云门一带以及背部脾俞、胃俞一带及肾俞、命门，以透热为度。同时直擦背部督脉，斜擦少腹两侧，以透热为度。

对于肝气郁结之患者，加按揉章门、期门穴，每穴约1分钟，按、掐太冲、行间穴，以有酸胀感为度。

对于寒凝血瘀之患者，加按揉八髎穴，每穴约1分钟。同时直擦背部督脉、膀胱经，横擦腰骶部，均以透热为度。

对于痰湿阻滞之患者，加摩中脘、建里穴3~5分钟。同时横擦左侧背部及腰骶部，以透热为度。

方法三

（1）患者取仰卧位，术者站立于一侧，先用一指禅推法推阴交至中极，往返数次，然后用双手掌交替横摩腹部3~5分钟。

（2）双手拿揉腹直肌，自上而下，反复施术 5~10 次，最后用掌振法震颤小腹部，以有温热感为度。

（3）术者用双手掌根推腰背部膀胱经，从脾俞到肾俞，约 10 次，然后用双手掌根按揉脊柱两侧，自上而下，约 10 次。

（4）患者取俯卧位，术者站立于一侧，重点擦揉腰骶部。

（5）弹拨腰段骶棘肌，自上而下，约 10 次。最后直擦膀胱经、命门及腰骶部，以透热为度。

对于肾阳虚之患者，加用按揉或者一指禅推命门、肾俞、腰俞、命门俞，也可以用振法，以局部有温热感为度。

对于脾虚之患者，加用推揉三阴交、中极、气海、关元、脾俞、胃俞、足三里穴各 1 分钟。

对于气滞血瘀之患者加用拇指按揉或者一指禅推法推太冲、血海穴，时间各 3 分钟。

对于血虚之患者，加用指揉血海、足三里穴，时间各 1 分钟。

60 如何用按摩疗法调治痛经？

咨询： 我近 3 个月来每逢月经期都会出现难以忍受的下腹部疼痛，我知道是患痛经了，听说按摩疗法能调治痛经，缓解下腹部疼痛不适等症状，我准备让家人给我按摩一段时间试一试，请问如何用按摩疗法调治痛经？

解答： 确实有一些按摩方法，能调治痛经，缓解下腹部疼痛不适等症状。痛经的特点是行经时小腹部疼痛，有时剧痛难忍，随月经周期而发作。痛经有虚有实，按摩调治痛经总的原则是活血止痛，疏肝理气，温经散寒，补益气血，并当根据患者的具体情况灵活施治。

痛经因有周期性发作的特点，可在月经来潮前1周开始进行按摩，每日或隔日1次，以加强疗效。下面介绍几种调治痛经常用的按摩方法，希望对您有所帮助。

〔方法一〕

（1）患者取俯卧位、屈肘，两手交叉于颌下，术者站立于一侧，用拇指按压腰骶部两侧敏感点或痛点，随患者呼吸活动，在呼气时向下按压，用力大小以患者感到酸、麻、胀、痛且能耐受为度，持续3~5分钟。

（2）患者取仰卧位，放松腹肌，两下肢自然伸直，术者站或坐于一侧，用一手掌根部以气海、关元穴为中心，揉压小腹部，以患者感到胀痛为度，双手掌交替进行，持续5~10分钟。再用手指提拿小腹部肌肉，以酸、麻、胀、痛为度，1~3分钟。然后以两手指食指至小指稍并拢自上而下擦摩大腿内侧，两侧交替进行。最后分别按压两侧三阴交穴，持续5~8分钟。

〔方法二〕

（1）患者取仰卧位，术者站立于一侧，用掌摩法按顺时针方向在少腹部治疗约10分钟。

（2）用一指禅推法或揉法在气海、关元穴治疗，每穴治疗约2分钟。

（3）患者取俯卧位，术者站立于一侧，用一指禅推法在腰部两侧膀胱经治疗，时间约5分钟。

（4）用拇指按揉肾俞和八髎穴，每穴2~3分钟。

（5）由上而下捏脊3~5遍。

（6）擦腰骶部，以肾俞和八髎穴处为重点，以透热为度。

（7）用拇指按揉双侧血海、阴陵泉、三阴交穴，每穴约2分钟。

对于气滞血瘀型患者，加按揉肝俞、膈俞、章门等穴，每穴按揉1~2分钟，再沿肋弓的方向做擦法治疗约1分钟。

对于寒湿凝滞型的患者，加直擦背部膀胱经、督脉，横擦肾俞、命门穴，以透热为度。

对于气血虚弱型的患者，加揉中脘穴3~5分钟，并直擦背部督脉和膀胱经。

〈方法三〉

操作时患者取俯卧位，术者以食指、中指在前，拇指在后，分别沿着督脉及膀胱经内侧边拿边推，反复操作3遍，每日治疗3次。

寒湿凝滞型加按捏督脉穴；气滞血瘀型加按揉肝俞、膈俞穴；气血虚弱型加按揉足三里穴。同时，寒湿凝滞型和气滞血瘀型宜在月经来潮前开始治疗，并由长强穴推向大椎穴，及由环俞穴推向大杼穴，经期亦可施行手法治疗，但应腹痛减半即止，且手法要轻柔灵巧。气血虚弱型宜在月经干净后开始治疗，操作的方向与寒湿凝滞型和气滞血瘀型相反。通常治疗3~10次为1个疗程。

第三章
自我调养月经病

俗话说，疾病三分治疗，七分调养。这足以说明自我调养在疾病治疗中的重要性。如何选择适合自己的调养手段，是广大月经病患者十分关心的问题。本章详细解答了月经病患者自我调养过程中经常遇到的问题，以便在正确治疗的同时，恰当选择调养手段，只有这样做，才能消除月经病引起的诸多身体不适，保证身体健康。

01 月经病患者的饮食调养原则是什么？

咨询： 我今年26岁，患痛经已经很长一段时间，正在服用中药治疗，我知道饮食调养对月经不调、闭经、痛经等月经病患者十分重要，也想注意饮食调养，听说月经病患者的饮食调养是有一定原则的，请问**月经病患者的饮食调养原则是什么？**

解答： 的确，饮食调养对月经不调、闭经、痛经等月经病患者十分重要，月经病患者的饮食调养是有一定原则的。现将月经病患者的饮食调养原则简单介绍如下，供您参考。

（1）根据中医辨证对症进食：食物有寒热温凉之性和辛甘酸苦咸五味，其性能和作用是各不相同的，因此月经不调、闭经、痛经等月经病患者在进行饮食调养时，必须以中医理论为指导，根据不同的病情特点，在辨证的基础上立法、配方、制膳，以满足所需的食疗、食补及营养的不同要求，做到合理搭配，对症进食，切勿盲目乱用。

（2）做到饮食有度防止偏食：美味佳肴固然于身体有益，但不一定就等于无害。饮食虽然可以调养疾病，但若食之过量，甚至偏食，则会导致阴阳失调、脏腑功能紊乱，而诱发新的病证。因此，饮食要有节制，不能一见所喜就啖饮无度。早、中、晚三餐是人类在长期的历史进程中自然形成的一种最适宜人体需要的饮食规律，过量或不足的饮食对身体都是不利的，也不利于月经不调、闭经、痛经等月经病患者的治疗和康复，一般来说，饮食的基本原则应是早吃好、午吃饱、晚吃少，每餐进食以微饱即可。食疗也要讲究疗程，不宜长时间单纯食用某一种或某一类食物，要防止食疗过程中的偏食。

（3）注意配合其他治疗方法：饮食调养既不同于单纯的食物，也不同于治病的药物，它是通过适当的饮食对疾病进行调养，以增强体质，辅助药物发挥疗效，故在应用过程中需要根据病情全面考虑。食疗的作用较弱，只能作为一种辅助调养手段，应注意与药物治疗、起居调摄、情志调节等其他治疗调养方法配合应用，以发挥综合治疗的效能，提高临床疗效。

02 月经病患者如何判断自己的体质？

咨询： 我患有月经不调，知道月经不调、闭经、痛经等月经病患者自我调养的重要性，也清楚不同体质类型调养的侧重点各不一样，听说中医将人的体质分为九种类型，可以根据这些体质类型进行调养，请问**月经病患者如何判断自己的体质？**

解答： 人在体质上确实存在着个体差异，中医通常将人的体质分为平和质、气虚质、阳虚质、阴虚质、痰湿质、湿热质、瘀血质、气郁质以及特禀质九种类型。了解人的体质特点，是正确进行自我调养的前提和基础，也是辨证用膳、正确选择食疗方法的重要一环，月经病患者可根据以下描述判断自己的体质类型。

（1）平和质：先天禀赋良好，后天调养得当。体形匀称，面色红润，精力充沛，性格随和开朗，饮食、睡眠及大小便正常，平素患病较少，对外界环境适应能力较强。

（2）气虚质：先天本弱，后天失养，或病后气亏。肌肉不健壮，说话没劲，经常出虚汗，疲乏无力，性格内向，易患感冒，头晕心悸，面色萎黄，食欲不振，不耐寒热，比较胆小，做事不爱冒险。

（3）阳虚质：先天不足，或病后阳亏。多形体白胖，平素怕冷，四肢不温，喜热饮食，不敢吃冷东西，精神不振，睡眠偏多，腰酸腿软，性格多沉静、内向，耐夏不耐冬。

（4）阴虚质：先天不足，或久病失血、纵欲耗精、积劳伤阴。体型瘦长，怕热，经常感到手脚心发热，大便干燥，小便短赤，两目干涩，皮肤偏干，睡眠差，平素易口干舌燥，性情急躁，耐冬不耐夏。

（5）痰湿质：先天遗传或后天过食肥甘。体型肥胖，面部皮肤油脂较多，眼睑浮肿，容易出汗，容易困倦，胸闷，痰多，性格稳重、恭谦、豁达，易中风，对梅雨季节及潮湿环境适应能力差。

（6）湿热质：先天遗传或久居湿地，或长期饮酒，湿热内蕴。形体多偏胖，平素面垢油光，易生痤疮、粉刺、疮疖等，易口苦、口干、口臭，大便不爽，小便发黄，男性阴囊潮湿，女性带下增多，性格多急躁易怒，对夏末秋初、湿热交蒸气候较难适应。

（7）瘀血质：先天遗传，或后天损伤，忧郁气滞，久病入络，瘦人居多。易出现瘀斑，易出现身体疼痛，女性多痛经、闭经等，容易烦躁，记忆力不好，容易健忘，易中风，不耐受风邪、寒邪。

（8）气郁质：先天遗传，或因精神刺激，暴受惊恐，所欲不遂，忧郁思虑等。多形体偏瘦，性格内向、不稳定，经常闷闷不乐，多愁善感，忧郁脆弱，敏感多疑，食欲不振，容易心慌，易患郁证，不喜欢阴雨天气。

（9）特禀质：平常说过敏，也有好多人对不同的物质有过敏现象，这就是中医所说的特禀质，基本等同于过敏体质。因先天因素、遗传因素、环境因素、药物因素等形成，形体无特殊，对外界适应能力差。

03 月经病患者的饮食如何因人、因时、因地而异？

咨询： 我今年31岁，患痛经已近1年，我知道月经不调、闭经、痛经等月经病患者必须重视饮食调养，也明白月经病患者的饮食要因人、因时、因地而异，但具体怎么做并不太清楚，请问月经病患者的饮食如何因人、因时、因地而异？

解答： 月经不调、闭经、痛经等月经病患者由于年龄、体质不同，患病的季节、所处的地理环境各异，加之病情不同、饮食习惯和嗜好也不一样，故不同月经病患者的饮食应因人、因时、因地而异，原则上是根据月经不调、闭经、痛经等月经病患者的具体情况，选择适宜的食物。

人的体质有阴、阳、强、弱的不同，如阴虚的人形体偏瘦，舌质偏红且瘦而干，易于"上火"，情绪易激动，饮食应当以清淡为宜，忌食辛辣香燥之品；而阳虚的人则相对较丰腴，肌肉松弛，舌体胖大而质淡，饮食应偏重甘而温，而不宜寒凉。另外，由于年龄不同，生理状况的差异，故而食疗也有区别。绝经前后的患者组织器官与生理功能逐渐衰退，应注意补益，但不可太过，否则会适得其反，饮食应当清淡可口，荤素搭配，以素为主。青年人由于劳动强度相对较大，能量消耗多，应保证食物营养充足、合理多样、富含蛋白质和维生素，忌偏食挑食。再如同样是月经病，不同的患者由于表现不同，其饮食也不尽一样，如以脾虚湿阻为主要发病机制，以月经过多为突出表现者，可适当多吃一些具有健脾益气、化湿固涩作用的食物，如莲子、芡实、薏苡仁等；对于脾虚气滞、胃纳欠佳的患者，则可适当多吃一些具有理气健脾养胃作用的食物，如藿香、山药、山楂等。对于崩漏日久气虚突出的患者，则可吃一些诸如人参、山药、莲子、小米等具有补气功效的食物或药食两用之品。而痛经因于寒湿引发者，可多食一些干姜、大葱等具有温经散寒作用的食物。

因时而异是适应四季气候的变化，选择相宜食物，但并不排斥其他一般性常用食品。一年中有春夏秋冬四季，节气时令、温度、湿度等是有差别的，月经不调、闭经、痛经等月经病患者在不同季节吃什么、怎样吃也应随时令而有区别。如春夏季节应注意饮食有利于阳气保养，而秋冬季节饮食要有利于阴气维护才有利于养生。春天宜多食小白菜、油菜、胡萝卜、芹菜、菠菜等；夏季以甘寒清凉为宜，适当添加清淡、祛暑的食物，如黄瓜、苦瓜、绿豆、赤小豆、薏苡仁、丝瓜等；秋季食物可适当多吃荸荠、百合、甘蔗等；冬季食品则宜多吃红枣、核桃仁、羊肉等。

我国地域辽阔，地理环境多样，尤其风俗各异，饮食习惯也相差很大，因地而异则有利于疾病的治疗和身体的康复。如西北地区多高原，气温低且干燥，故食物宜偏湿润，而南方地区气温偏高、多雨、潮湿，所以食物宜偏辛燥。当然有些地区还有特别的饮食习惯，如四川人爱吃麻辣，上海、苏州、无锡人爱吃甜食，山东人爱吃大葱等，地区性嗜好应当注意，但不能与治病养生的食疗混为一谈。

04 适合月经先期患者的食疗方有哪些？

咨询：我以前月经一直正常，近3个月来月经总是提前10天左右，医生说是月经先期，听说有些食疗方能调养月经先期，我准备在服药治疗的同时配合饮食调养一段时间，还不知道选用哪些食疗方，请问**适合月经先期患者的食疗方有哪些？**

解答：适宜于月经先期患者的食疗方有很多，下面给您介绍一些简单易行者，供您参考选用。

（1）地杞粥

原料：鲜生地黄、枸杞子各50克，粳米100克，白糖适量。

制作：把鲜生地黄、枸杞子、粳米分别淘洗干净，一同放入砂锅中，加入清水适量煮粥，待米熟粥成，加入白糖溶化调匀即可。

用法：每日1剂，分早、晚2次，温热服食。

功效：滋补肝肾，滋阴降火。

适应证：肝肾阴虚、阴虚火旺之月经先期。

（2）归芪乌骨鸡

原料：乌鸡1只，黄芪100克，当归、茯苓各30克，食盐、十三香、酱油等调味料各适量。

制作：将乌鸡宰杀，去毛杂及内脏、洗净，把黄芪、当归、茯苓及食盐一同放入鸡腹内，之后把乌鸡放入砂锅中，加入清水适量，武火煮沸后，改用文火煮至鸡肉熟烂，放入酱油、十三香调味即成。

用法：月经前每日1剂，分早、晚2次，食鸡肉并饮汤，连服3~5日。

功效：健脾益气，养肝益心。

适应证：气虚型月经先期。

（3）芹菜拌荠菜

原料：芹菜50克，荠菜100克，食盐、味精、香油等调味料各适量。

制作：将芹菜、荠菜分别拣洗干净，芹菜切成2厘米长的细条，荠菜切成段状，之后一同放入沸水锅中，稍煮片刻捞出，装入盘子中，用食盐、味精、香油等调味料调味即成。

用法：每日 1 剂，温热服食，可连服 7~10 剂。

功效：清热凉血，调经。

适应证：阳盛血热之月经先期。

（4）韭菜炒羊肝

原料：韭菜 100 克，羊肝 150 克，葱丝、生姜丝、食盐、植物油、十三香等调味料各适量。

制作：将韭菜洗净切成段，羊肝洗净切成片。炒锅上旺火，加入植物油，烧热后入葱丝、生姜丝煸炒片刻，放入羊肝片，继续炒至羊肝熟透，入韭菜段再稍炒，用食盐、十三香等调味即成。

用法：每日 1 剂，佐餐食用，月经前连服 5~7 日。

功效：补肝肾，调经血。

适应证：肝肾不足之月经先期。

（5）参芪莲子粥

原料：人参 6 克，黄芪 30 克，大枣 10 枚，去心莲子、粳米各 60 克。

制作：将人参、黄芪洗净切片，与淘洗干净的大枣、莲子、粳米一同放入砂锅中，加入清水适量煮粥，煮至米熟粥成即可。

用法：每日 1 剂，分早、晚 2 次，温热服食。

功效：健脾益气，补血调经。

适应证：气虚型月经先期。

05 适合月经后期患者的食疗方有哪些?

咨询: 我患月经不调中的月经后期已半年,正在服药治疗,从电视上看到一位养生专家讲可以用食疗方调养月经先期、月经后期、经期延长等月经不调,我准备配合饮食调养一段时间,请您给我介绍一下,<u>适合月经后期患者的食疗方有哪些?</u>

解答: 适宜于月经后期患者的食疗方有很多,下面给您介绍几则常用者,希望对调剂您的饮食和调养月经后期有所帮助。

(1)黑豆苏木粥

原料:黑豆100克,苏木10克,粳米、红糖各适量。

制作:把黑豆、苏木分别淘洗干净,一同放入砂锅中,加入清水适量,炖至黑豆将熟时,去苏木,入淘洗干净的粳米,继续煮至米熟粥成,加入红糖溶化,调匀即可。

用法:每日1剂,分早、晚2次,温热服食。

功效:补肾活血。

适应证:月经后期,经血量少者。

(2)白芷鱼头汤

原料:鱼头1个,川芎15克,白芷12克,生姜片、食盐各适量。

制作：将川芎、白芷分别洗净，用纱布包好，之后与洗净的生姜片、鱼头一同放入砂锅中，加入清水适量，武火煮沸后，放入食盐，改用文火炖至鱼头熟烂，捞去药包即可。

用法：于月经前隔日1次，食鱼肉并饮汤，连用3~5次。

功效：补血活血，调经。

适应证：血虚气滞所致的月经后期。

（3）薏苡仁芡实粥

原料：薏苡仁、芡实各30克，粳米100克。

制作：将薏苡仁、芡实、粳米分别淘洗干净，一同放入砂锅中，加入清水适量，武火煮沸后，改用文火慢煮，至米熟粥成即可。

用法：每日1剂，分早、晚2次，温热服食，连服数日。

功效：祛湿化痰。

适应证：痰湿阻滞所致的月经后期。

（4）豆豉生姜煮羊肉

原料：羊肉100克，豆豉50克，生姜30克，食盐适量。

制作：将羊肉、生姜分别洗净切片，之后与豆豉、食盐一同放入砂锅中，煮至羊肉熟烂即可。

用法：于月经前10日开始，每日1剂，温热服食，连用3~5剂。

功效：温经散寒。

适应证：血寒型月经后期。

（5）当归红糖炖鸡蛋

原料：当归12克，红糖50克，鸡蛋2个。

制作：将当归水煎去渣取汁，之后把鸡蛋打入药汁中，炖至鸡蛋熟透，放入红糖，再稍煮片刻，搅匀即可。

用法：于每次月经后开始服食，每日 1 剂，连用 4~5 剂。

功效：益气补血。

适应证：血虚型月经后期。

06 适合月经先后无定期患者的食疗方有哪些？

咨询： 我患月经先后无定期已有一段时间，正在服用中药治疗，听说有一些食疗方味道鲜美，很适合月经先后无定期患者服食，我准备在服药治疗的同时配合饮食调养一段时间，请您给我讲一讲，<u>适合月经先后无定期患者的食疗方有哪些？</u>

解答： 确实像您听说的那样，有一些食疗方味道鲜美，并且具有较好的食疗作用，很适合月经先后无定期患者，下面介绍一些，供您选用。

（1）玫瑰羊心

原料：玫瑰花 8 克（鲜品加倍），羊心 500 克，食盐适量。

制作：将玫瑰花去杂，与食盐一同放入锅中，加入清水适量，水煎 15 分钟，取汁备用。把羊心洗净，切成薄片，串在烤签上（竹签也可），边烤边蘸玫瑰花盐水，直至羊心烤熟即成。

用法：每日 1 剂，佐餐食用。

功效：疏肝解郁，调经。

适应证：肝郁所致的月经先后无定期。

（2）女贞桑椹粥

原料：女贞子 15 克，桑椹 18 克，旱莲草 20 克，大米100 克，冰糖适量。

制作：将 3 味药分别淘洗干净，一同放入砂锅中，水煎去渣取汁，再将药汁与大米一同煮粥，待米熟粥成，入冰糖使其溶化，调匀即成。

用法：每日 1 剂，分早、晚餐温热服食。

功效：补肝肾，调冲任。

适应证：肝肾不足所致的月经先后无定期。

（3）合欢花蒸猪肝

原料：合欢花（干品）12 克，猪肝 100 克，食盐少许。

制作：将合欢花放碟中，加清水少许，浸泡 4~6 小时，再将猪肝洗净切片，一同放碟中，加食盐少许调味，隔水蒸熟即成。

用法：每日 1 剂，佐餐食用猪肝。

功效：疏肝养肝，解郁调经。

适应证：肝郁所致的月经先后无定期。

（4）八宝鹌鹑蛋粥

原料：枸杞子、薏苡仁、扁豆、莲子、山药、桂圆肉、百合各 10 克，大枣 6 枚，鹌鹑蛋 3 个，大米 100 克，白糖适量。

制作：将枸杞子、薏苡仁、扁豆、莲子、山药、桂圆肉、百合、大枣分别淘洗干净，一同放入锅中，加入清水适量，先用文火煎煮 30 分钟，再放入淘洗干净的大米，继续煮至米熟粥成，调入鹌鹑蛋液，再稍煮片刻即可。

用法：每日 1 剂，分早、晚 2 次，温热服食。

功效：补脾肾，调冲任。

适应证：脾肾亏虚所致的月经先后无定期。

（5）佛手番茄炖豆腐

原料：佛手15克，番茄100克，豆腐250克，食盐、味精、植物油各适量。

制作：先将佛手洗净，水煎去渣取汁；豆腐、番茄分别洗净，切成小块备用。锅烧热，放入植物油，待油热后先煎豆腐，再放入番茄、药汁，加入食盐、清水，炖至汤成时，用味精调味即可。

用法：每日1剂，分早、晚2次，食豆腐、番茄并饮汤。

功效：疏肝解郁，清热养阴。

适应证：肝郁所致的月经先后无定期。

07 适合经期延长患者的食疗方有哪些？

咨询：我以前月经一直按时来潮，经量、色、质也都正常，这次月经来潮已经10天仍然淋漓不净，医生说属于经期延长，建议在服用中药治疗的同时配合食疗方进行调养，以提高疗效，我要咨询的是：**适合经期延长患者的食疗方有哪些？**

解答：适宜于经期延长患者的食疗方有很多，下面给您介绍几则常用者，您可以咨询一下当地的医生或营养师，看是否可以食用。

（1）鲜藕粥

原料：鲜藕、粳米各 50 克，白糖适量。

制作：把鲜藕去皮、洗净，切成小粒状，之后与淘洗干净的粳米一同放入砂锅中，加入清水适量煮粥，待米熟粥成，加入白糖溶化调匀即可。

用法：每日 1 剂，作早餐食之。

功效：清热凉血。

适应证：血热所致的经期延长。

（2）公英银花粥

原料：蒲公英 50 克，金银花 40 克，粳米 100 克，白糖适量。

制作：将蒲公英、金银花水煎去渣取汁，之后把药汁与淘洗干净的粳米一同放入锅中煮粥，待米熟粥成，加入白糖溶化调匀即可。

用法：每日 1 剂，分早、晚 2 次温热服食。

功效：清热凉血解毒。

适应证：血热所致的经期延长。

（3）参芪冬瓜汤

原料：党参、黄芪、白术各 20 克，冬瓜 100 克，味精、食盐、香油各适量。

制作：将党参、黄芪、白术水煎去渣取汁，之后趁热加入洗净切成小块状的冬瓜，再煮 10 分钟左右，放入食盐、味精、香油调味即可。

用法：每日 1~2 次，食冬瓜并饮汤。

功效：健脾益气。

适应证：气虚所致的经期延长。

（4）参芪杞子粥

原料：党参、黄芪各30克，枸杞子10克，粳米100克，白糖适量。

制作：将党参、黄芪水煎去渣，取汁备用，之后将淘洗干净的枸杞子、粳米一同放入砂锅中，加入清水适量煮粥，待至米七成熟时，倒入药汁，继续煮至米熟粥成，加入白糖溶化调匀即可。

用法：每日1剂，分早、晚2次温热服食。

功效：健脾益气，补肾调经。

适应证：气虚所致的经期延长。

（5）黄芪人参蒸乌鸡

原料：乌鸡1只（约重1500克），黄芪100克，人参20克，枸杞子50在，葱段、生姜片、十三香、食盐各适量。

制作：将乌鸡宰杀后去毛杂及内脏，洗净，剁去鸡爪，把腿别在鸡翅下面，使其团起来，放入沸水中余一下，以去其血水。然后把鸡放在汤盆内，加入人参、黄芪、枸杞子、葱段、生姜片、十三香、食盐，加入适量清水，放入蒸笼中蒸1小时左右，至鸡肉熟烂即可。

用法：每日1次，佐餐食用。

功效：补气血，益肝肾，调月经。

适应证：气虚所致的经期延长。

08 适合月经过多患者的食疗方有哪些?

咨询: 我以前月经一直正常,近3个月来虽然月经周期、行经期都正常,但经血量明显增多,我知道这是月经病中的月经过多,听说有些食疗方能调养月经过多,准备试一试,请问适合月经过多患者的食疗方有哪些?

解答: 适宜于月经过多患者的食疗方有很多,如果恰当选用的话,确实有很好的调养效果,下面介绍几则,供您参考。

(1)母鸡艾叶汤

原料:老母鸡1只,艾叶15克,食盐适量。

制作:将老母鸡宰杀,去毛杂及内脏、洗净,切成块状,之后与艾叶一同放入砂锅中,加入清水适量,武火煮沸后,改用文火煮至鸡肉熟烂,用食盐调味即可。

用法:1剂分2~3次,食肉饮汤,月经期连用2~3剂。

功效:补气摄血,健脾宁心。

适应证:体虚不能摄血所致的月经过多。

(2)生地粳米粥

原料:鲜生地黄30克,粳米60克,白糖适量。

制作:把鲜生地黄、粳米分别淘洗干净,之后一同放入砂锅中,加入清水适量煮粥,待米熟粥成,加入白糖溶化调匀即可。

　　用法：每日 1 剂，分早、晚 2 次，温热服食。

　　功效：清热泻火凉血。

　　适应证：血热所致的月经过多。

　　（3）鲜藕瘦肉汤

　　原料：鲜藕 250 克，猪瘦肉 200 克，食盐适量。

　　制作：将鲜藕、猪瘦肉分别洗净，切成块状，之后一同放入砂锅中，加入清水适量，武火煮沸后，改用文火煮至猪瘦肉熟烂，用食盐调味即可。

　　用法：每日 1 次，食肉饮汤，月经期连用 3~5 次。

　　功效：清热补虚，调经止血。

　　适应证：血热所致的月经过多。

　　（4）马齿苋鸡蛋粥

　　原料：鲜马齿苋 250 克，鸡蛋 2 只，粳米适量。

　　制作：把鲜马齿苋洗净切碎，榨取汁液；粳米放入砂锅中，加入清水适量，文火煮粥；鸡蛋打入沸水锅中煮熟。之后把鲜马齿苋汁、鸡蛋一同倒入粳米粥中搅匀，再稍煮片刻即可。

　　用法：每日 1 剂，分早、晚 2 次温热服食，月经期连服数日。

　　功效：益气补虚，清热凉血止血。

　　适应证：血热所致的月经过多。

　　（5）木耳大枣红糖汤

　　原料：黑木耳 20 克，大枣 20 枚，红糖 20 克。

　　制作：将黑木耳洗净切碎，大枣洗净去核切成片，之后一同放入砂锅中，加入清水适量，武火煮沸后，改用文火煮至黑木耳、大枣熟烂，再入红糖，稍煮片刻即可。

用法：每日 1~2 次，食大枣、黑木耳并饮汤，月经期连用 7~10 次。

功效：健脾益气，摄血调经。

适应证：气虚所致的月经过多。

09 适合月经过少患者的食疗方有哪些？

咨询： 我是个基层医生，我有几位患者，虽然月经周期正常，但每次行经的时间仅 1~2 天，月经量还特别少，我知道这是月经病中的月经过少，她们不想吃药，我准备用食疗方给她们调养一段时间，请问**适合月经过少患者的食疗方有哪些？**

解答： 在月经病患者中，月经过少者并不少见，对于月经过少者，饮食调养是较常采用的一种自我调养方法。适宜于月经过少患者的食疗方有很多，下面介绍几则常用者，可根据病情的不同恰当选用。

（1）桃仁粥

原料：桃仁 10~15 克，益母草 24 克，粳米 50~100 克，红糖适量。

制作：先将桃仁淘洗干净，捣烂如泥，加水研汁，去渣；益母草水煎去渣取汁，之后把药汁与粳米一同放入锅中，再加入清水适量，武火煮沸后，改用文火煮粥，待粥将成时，放入红糖，搅匀即成。

用法：每日1~2次，温热服食。

功效：益气活血，祛瘀调经。

适应证：血瘀所致的月经过少。

（2）归参炖母鸡

原料：母鸡1只（重约1500克），当归、党参各35克，葱段、生姜片、料酒、五香粉、食盐各适量。

制作：将母鸡宰杀后去毛杂及内脏，洗净；当归、党参分别洗净切片。然后把当归、党参装入鸡腹中，再把母鸡放入砂锅中，加入葱段、生姜片、五香粉、料酒，注入适量清水，武火煮沸后，改用文火慢炖，至鸡肉熟烂脱骨，放入食盐调味即成。

用法：每日1次，食肉喝汤。

功效：补气养血活血。

适应证：气血虚弱型月经过少。

（3）女贞桑椹粥

原料：女贞子15克，桑椹18克，旱莲草20克，粳米100克，冰糖适量。

制作：将女贞子、桑椹、旱莲草分别淘洗干净，一同放入砂锅中，水煎去渣取汁，再将药汁与粳米一同煮粥，待米熟粥成，入冰糖使其溶化，调匀即成。

用法：每日1剂，分早、晚餐服食。

功效：滋补肝肾，养血调经。

适应证：肾虚所致的月经过少。

（4）黄芪当归合欢粥

原料：黄芪30克，当归15克，合欢花20克，粳米100克，红糖适量。

制作：将黄芪、当归、合欢花分别淘洗干净，一同放入砂锅中，水煎去渣取汁，再把药汁与粳米一同煮粥，待米熟粥成，入红糖使其溶化，调匀即成。

用法：每日2次，分早、晚餐服食。

功效：益气养血调经。

适应证：气血不足所致的月经过少。

（5）山药红枣蒸甲鱼

原料：甲鱼1只（重约250克），山药50克，大枣15枚，冰糖20克。

制作：将甲鱼宰杀，去头、尾、爪及内脏，洗净，入沸水中焯透，捞出，冷水中过凉，切成块状，放入蒸盆中，再加入洗净切片的山药、淘洗干净的大枣，撒上冰糖屑，并加适量清水，入笼屉中，用大火蒸1小时即成。

用法：每日1剂，当菜佐餐，随意食用。

功效：补肝肾，调经血。

适应证：肝肾不足所致的月经过少。

10 适合崩漏患者的食疗方有哪些？

咨询： 我以前月经一直都很正常，这次月经来潮已2周仍然淋漓不净，今天到医院就诊，医生说是崩漏，建议在服用中药汤剂治疗的同时配合食疗方进行调养，我还不清楚用什么食疗方，请您给我讲一讲，**适合崩漏患者的食疗方有哪些？**

解答： 这里首先告诉您，在服用中药汤剂治疗的同时配合食疗方进行饮食调养，确实有助于崩漏的治疗和康复，下面介绍几则适宜于崩漏患者的常用的食疗方，供您参考。

（1）三七粉粥

原料：三七粉3克，大枣5枚，粳米100克，冰糖适量。

制作：将大枣去核，洗净、切碎，之后与三七粉和淘洗干净的粳米一同放入砂锅中，加入清水适量煮粥，待米熟粥成，再入冰糖使其溶化调匀即可。

用法：每日1剂，分早、晚2次，温热服食。

功效：益气养血，化瘀止血。

适应证：气虚血瘀之崩漏。

（2）乌鸡糯米粥

原料：乌鸡1只，糯米100克，葱花、生姜末、食盐各适量。

制作：将乌鸡宰杀后去毛杂及内脏，洗净，切成小块状，每次取适量放入砂锅中，加入清水适量，武火煮沸后，改用文火慢炖至乌鸡肉熟烂，再放入糯米、葱花、生姜末、食盐，继续煮至米熟粥成即可。

用法：每日1剂，分早、晚2次，温热服食。

功效：益气补血，调经止血。

适应证：脾虚型崩漏。

（3）参芪山药粥

原料：人参9克，黄芪30克，山药50克，粳米100克，冰糖适量。

制作：将人参、黄芪、山药分别烘干，研成细粉，之后与淘洗干净的粳米一同放入锅中，加入清水适量煮粥，待米熟粥成，再入冰糖使其溶化调匀即可。

用法：每日1剂，分早、晚温热服食。

功效：健脾益气，调经止血。

适应证：脾虚型崩漏。

（4）木耳藕节炖猪肉

原料：黑木耳20克，藕节30克，冰糖15克，猪瘦肉100克。

制作：将猪瘦肉洗净，切成小块状；黑木耳、藕节分别淘洗干净，切碎。之后把猪肉块、黑木耳及藕节一同放入砂锅中，加入清水适量，武火煮沸后，改用文火慢炖，至猪肉熟烂，再放入冰糖，稍煮片刻即成。

用法：每日1剂，分早、晚2次，食肉喝汤，连服1周。

功效：益气补虚，凉血止血。

适应证：血热型崩漏。

（5）淡菜茜草瘦肉汤

原料：淡菜 100 克，墨鱼骨 50 克，茜草根 30 克，猪瘦肉 120 克，食盐适量。

制作：将淡菜浸软洗净，茜草根、墨鱼骨、猪瘦肉分别洗净，之后一同放入砂锅中，加入清水适量，武火煮沸后，改用文火慢炖 2 小时左右，至猪肉熟烂，用食盐调味即可。

用法：每日 1 剂，分 2~3 次，食肉喝汤。

功效：滋阴清热，凉血止血。

适应证：阴虚血热型崩漏。

11 适合闭经患者的食疗方有哪些？

咨询： 我以前月经一直按时来潮，这次月经错后 3 个多月仍没有来潮，医生说是闭经，正在服用中药治疗，听说在服药治疗的同时配合饮食调养有助于提高疗效，我准备配合饮食调养一段时间，我要问的是：**适合闭经患者的食疗方有哪些？**

解答： 适宜于闭经患者的食疗方有很多，下面给您介绍几则常用者，希望对您有所帮助。

（1）泥鳅汤

原料：泥鳅 150~200 克，丹参 30 克，食盐、植物油、葱花、生姜丝、料酒、水淀粉各适量。

制作：先用热水洗去泥鳅的黏液，剖腹后除去内脏、洗净，放入油锅中炒至金黄色，去余油，加入适量清水，煮沸后，再放入淘洗干净的丹参及食盐、植物油、葱花、生姜丝、料酒稍煮片刻，捞出丹参，倒入水淀粉搅匀，再煮沸即成。

用法：每日1次，食肉饮汤。

功效：滋补肝肾，补虚扶正，养血调经。

适应证：肝肾不足所致的闭经。

（2）猪蹄养血汤

原料：猪蹄2只，当归15克，炙黄芪12克，丹参9克，路路通10克，甘草6克，桔梗3克，黑芝麻30克，食盐适量。

制作：将当归、炙黄芪、丹参、路路通、甘草、桔梗、黑芝麻用纱布袋装好，扎紧袋口，备用。把猪蹄刮洗干净，斩成块，放入砂锅中，加入适量清水，煲1小时，再放入中药袋，继续用文火煲1~2小时，至猪蹄熟烂，捞出药袋，用食盐调味即可。

用法：每日1~2次，食猪蹄并饮汤。

功效：补益气血，活血通经。

适应证：气滞血瘀所致的闭经。

（3）当归补血粥

原料：当归10克，丹参15克，黄芪、生薏苡仁、小米各50克。

制作：将当归、黄芪、丹参水煎去渣取汁，之后把药汁与淘洗干净的生薏苡仁、小米一同放入锅中煮粥即可。

用法：每日1剂，温热服食。

功效：健脾益气，养血调经。

适应证：气血虚弱所致的闭经。

（4）北芪炖乳鸽

原料：北黄芪、枸杞子、益母草各30克，乳鸽1只，食盐适量。

制作：将北黄芪、枸杞子、益母草用纱布包好；乳鸽宰杀，去内脏洗净，之后把药包、乳鸽一同放入砂锅中，加入清水适量，武火煮沸后，改用文火煨煮至乳鸽肉熟烂，捞出药包，加入少许食盐调味即成。

用法：每日或隔日1次，食肉饮汤。

功效：补益气血。

适应证：气血不足所致的闭经。

（5）薏苡扁豆山楂粥

原料：薏苡仁50克，炒白扁豆、山楂各20克，红糖适量。

制作：把薏苡仁、炒白扁豆分别淘洗干净，山楂淘洗干净去核，之后一同放入砂锅中，加入清水适量煮粥，待米熟粥成，加入红糖溶化调匀即可。

用法：每日1剂，分早、晚2次，温热服食。

功效：健脾化湿祛痰，理气活血调经。

适应证：痰湿阻滞所致的闭经。

12 适合痛经患者的食疗方有哪些？

咨询： 我今年25岁，患痛经已半年，月经来潮时下腹部疼痛，听说痛经患者可用食疗方进行调养，我准备选用食疗方调理一段时间，还不清楚用什么食疗方，麻烦您给我介绍一下，**适合痛经患者的食疗方有哪些？**

解答： 正像您听说的那样，痛经患者可用食疗方进行调养，下面介绍一些适宜于痛经患者服食的食疗方，供您参考选用。

（1）桃仁饼

原料：当归30克，延胡索、赤芍、桃仁各20克，川芎10克，小麦面、玉米面、白糖各适量。

制作：将赤芍、当归、延胡索、川芎一同水煎2次，去渣取汁备用。再把玉米面、小麦面、白糖倒入药汁中调匀，做成小圆饼；桃仁去皮尖打碎，略炒，匀放于饼上，将饼入笼蒸熟或烤箱烤熟即可。

用法：每次1~2个，每日2次，当主食食用。

功效：益气养血，活血化瘀，调经止痛。

适应证：气滞血瘀型痛经。

（2）艾叶茴香蛋

原料：艾叶、大茴香、小茴香各30克，鸡蛋2个。

制作：将艾叶、大茴香、小茴香与鸡蛋一同放入砂锅中，加入清水适量，文火慢煮，至鸡蛋熟后，去鸡蛋壳，再煮数沸即可。

用法：每日1次，食鸡蛋，于每次月经前3~5天开始服食，连用1周。

功效：温经补虚散寒，祛湿通经止痛。

适应证：寒湿凝滞型痛经。

（3）归芪羊肉益母汤

原料：羊肉500克，当归40克，黄芪60克，益母草30克，十三香、食盐等调味料各适量。

制作：将羊肉洗净，切成块状，之后与淘洗干净的当归、黄芪、益母草一同放入砂锅中，加入清水适量，武火煮沸后，改用文火煮至羊肉熟烂，用十三香、食盐等调味料调味即可。

用法：每日1次，食肉饮汤，月经期连用3~5次。

功效：补气养血，调经止痛。

适应证：气血不足所致的痛经、月经量少。

（4）女贞旱莲炖甲鱼

原料：女贞子、旱莲草各30克，益母草20克，甲鱼1只（约150克），食盐、麻油各适量。

制作：将女贞子、益母草、旱莲草用纱布包好；甲鱼宰杀，去内脏洗净，入沸水锅中焯片刻，捞出，切成小块状。之后把药包、甲鱼块一同放入砂锅中，加入清水适量，武火煮沸后，改用文火煨煮至甲鱼肉熟烂，加入少许食盐，淋入麻油，搅匀即成。

用法：每日1次，当菜佐餐，随意食肉饮汤。

功效：补益肝肾，调经止痛。

适应证：肝肾亏损所致的痛经、月经不调。

（5）丹参山楂益母草粥

原料：丹参、益母草各 30 克，山楂 40 克，粳米 100 克，红糖适量。

制作：先将丹参、益母草、山楂水煎去渣取汁，之后把药汁与淘洗干净的粳米一同倒入锅中，共同煮粥，待粥将成时加入红糖，再稍煮即可。

用法：每日 2 次，分早、晚餐温热服食，月经前 3~5 天开始服食，连用 5~7 天。

功效：益气养血，活血化瘀，调经止痛。

适应证：气滞血瘀型痛经。

13 应用药茶调养月经病应注意什么？

咨询： 我以前月经一直按时来潮，近 3 个月来月经总是错后 10 天左右，医生说是月经病中的月经后期，听说有一些药茶能调养月经病，我准备试一试，还不知道应用药茶调养月经病有什么注意事项，请问应用药茶调养月经病应注意什么？

解答： 有些药茶确实能调养月经先期、月经后期、月经过多、闭经、痛经等月经病，您患有月经病中的月经后期，可以在医生的指导下根据您的具体情况选用药茶，饮用一段时间试一试。

为了保证药茶调养月经先期、月经后期、月经过多、闭经、痛经等月经病安全有效，避免不良反应发生，在应用药茶调养月经病时，应注意以下几点。

（1）掌握好适应证：要掌握好药茶的适应证，严防有禁忌证的月经病患者应用药茶进行自我调养。药茶多用于调养病情较轻且处于稳定阶段的月经先期、月经后期、月经过多、闭经、痛经等月经病患者，对于病情较重的患者，尤其是出现大出血的患者，应以药物治疗为主，并非药茶所适宜。

（2）谨防原料霉变：加工制作药茶的原料茶叶和中药容易受潮霉变，如果出现霉变，不但没有香味和药用价值，而且含有真菌毒素，对人体危害极大。

（3）辨证选用药茶：由于药茶所选用中药的不同，不同药茶有其各不相同的适用范围，月经病患者要在医生的指导下，全面了解药茶的功效和适应证，结合自己的病情辨证选用药茶，不加分析地乱饮药茶不但难以获得应有的调养月经先期、月经后期、月经过多、闭经、痛经等月经病的效果，还容易出现诸多不适。

（4）妥善保管药茶：制作好的药茶宜置于低温干燥处密封保存，在潮湿的环境中不宜经常打开，以免受潮。不要与有异味的物品放在一起，以防串味。一次制作的药茶不要太多，防止时间久而变质。

（5）恰当服用药茶：药茶冲泡或煎煮后应尽量当日饮用完，不要放置时间太长，更不能服隔夜茶，避免被细菌污染变质。在饮用药茶时还应注意适当忌口，饮用药茶的量要适当，太少达不到调养疾病的效果，太多则易影响消化功能，出现不良反应，反而不利于月经病的治疗调养康复。由于某些药茶比较苦，难以下咽，在不影响药茶疗效的前提下，可适当加些矫味品，如冰糖、白糖、红糖、蜂蜜、炙甘草等。

（6）注意配合他法：药茶调养月经病有一定的局限性，其作用较弱，见效较慢，通常作为一种辅助调养手段，在采用药茶调养月经病时，应注意与药物治疗、饮食调养、起居调摄、情志调节等其他治疗调养方法配合，以发挥综合治疗的优势，提高临床疗效。

14 适合月经先期患者饮用的药茶有哪些？

咨询： 我近 3 个月来月经总是提前 10 天左右，医生说是月经先期，我知道有一些药茶适量饮用能调养月经先期，我朋友的月经先期就是用药茶调养好的，我也准备试一试，还不清楚如何配制药茶，请问**适合月经先期患者饮用的药茶有哪些？**

解答： 药茶适量饮用确实能调养疾病，有一些药茶对月经先期的治疗康复很有好处。下面介绍一些适宜于月经先期患者饮用的药茶，您可以在医生的指导下根据自己的情况选择饮用。

（1）二鲜饮

原料：鲜藕、鲜白茅根各 120 克。

制作：将鲜藕洗净、切成小片，鲜白茅根洗净、切碎，之后一同放入砂锅中，加入清水适量，煎取汁液。

用法：每日 1 剂，不拘时代茶饮用。

功效：清热凉血。

适应证：血热所致的月经先期。

（2）鲜番茄汁

原料：鲜番茄 150 克。

制作：将鲜番茄洗净，用开水浸泡一下，剥去外皮，切成小块状，放入绞汁机榨取汁液即可。

用法：每日 1 剂，代茶饮用。

功效：清热养阴健胃。

适应证：虚热所致的月经先期。

（3）玫瑰灯心茶

原料：玫瑰花瓣 5~10 克，灯心草 3~5 克。

制作：将玫瑰花瓣洗净，灯心草水煎取汁，趁热用药汁冲泡玫瑰花瓣即可。

用法：每日 1 剂，代茶饮用。

功效：疏肝清热。

适应证：肝郁化热所致的月经先期。

（4）枸杞人参茶

原料：人参 6 克，枸杞子 30 克，白糖 10 克。

制作：将人参洗净切成小片，枸杞子洗净，之后一同放入砂锅中，加入清水适量，武火煮沸后，改用文火继续煎煮 30 分钟左右，调入白糖，搅拌均匀使白糖充分溶化即可。

用法：每日 1 剂，代茶饮用，枸杞子、人参片可一并嚼服。

功效：益气养阴补肾。

适应证：气虚所致的月经先期。

（5）竹叶乌龙茶

原料：竹叶 20 克，乌龙茶 2 克。

制作：将竹叶洗净切碎，与乌龙茶一同放入茶杯中，加沸水冲泡，加盖焖 10 分钟即可。

用法：每日 1 剂，代茶饮用。

功效：清热养阴。

适应证：阴虚内热所致的月经先期。

15 适合月经后期患者饮用的药茶有哪些？

咨询： 我近 3 个月来月经总是错后 10 天左右，医生说是月经不调中的月经后期，听说有一些药茶对月经后期有调养作用，正好我喜欢饮茶品茶，但不清楚哪些药茶适宜于月经后期患者饮用，请问**适合月经后期患者饮用的药茶有哪些？**

解答： 喜欢饮茶品茶是个好习惯，适宜于月经后期患者饮用的药茶有很多，下面给您介绍一些简单易行者，供您参考。

（1）橘皮饮

原料：橘皮 10~15 克，杏仁、老丝瓜各 10 克，白糖适量。

制作：将橘皮、杏仁、老丝瓜一同放入砂锅中，水煎去渣取汁，再在药汁中加入白糖，搅匀使其完全溶化即可。

用法：每日 1 剂，代茶饮用，冬天宜热饮，春秋宜温饮，夏天宜凉饮。

功效：疏肝解郁，调达气机。

适应证：气滞所致的月经后期。

（2）山楂红糖水

原料：山楂50克，红糖适量。

制作：先将山楂水煎去渣取汁，之后在药汁中加入适量红糖，搅匀使其完全溶化即可。

用法：每日1剂，代茶饮用。

功效：活血化瘀，调经。

适应证：气滞血瘀所致的月经后期。

（3）橘叶苏梗红糖茶

原料：鲜橘叶20克，紫苏梗10克，红糖适量。

制作：将鲜橘叶、紫苏梗分别洗净、切碎，与红糖一同放入保温杯中，加沸水冲泡，加盖焖15分钟即可。

用法：每日1剂，代茶饮用。

功效：理气活血，调经。

适应证：月经后期兼见少腹胀痛者。

（4）生姜艾叶红糖茶

原料：生姜、艾叶各6克，红糖适量。

制作：将生姜、艾叶分别洗净、切碎，与红糖一同放入保温杯中，加沸水冲泡，加盖焖15分钟即可。

用法：每日1剂，代茶饮用。

功效：温经散寒，行滞调经。

适应证：血寒所致的月经后期。

（5）白术生地川芎茶

原料：焦白术、生地黄各30克，川芎15克，升麻3克。

制作：将焦白术、生地黄、川芎、升麻分别洗净，之后一同放入砂锅中，加入清水适量，煎取汁液。

用法：每日1剂，分早、晚2次代茶饮用。

功效：健脾养血。

适应证：脾虚血少所致之月经后期。

16 适合经期延长患者饮用的药茶有哪些？

咨询： 我患有月经不调中的经期延长，正在服药治疗，自从患病后我特别留意有关月经不调自我调养方面的知识，听说有一些药茶能调养经期延长，我准备在服药的同时配合饮用一段时间药茶，请问适合经期延长患者饮用的药茶有哪些？

解答： 的确有一些药茶能调养经期延长，下面介绍一些适宜于经期延长患者饮用的药茶，希望对您有所帮助。

（1）鲜藕柏叶汁

原料：鲜藕250克，侧柏叶60克。

制作：将鲜藕洗净切碎，与洗净切碎的侧柏叶一同放入榨汁机中，榨取汁液。

用法：每日1剂，用凉开水冲后代茶饮用。

功效：清热凉血止血。

适应证：血热所致的经期延长。

（2）荸藕茅根饮

原料：鲜藕、鲜白茅根、荸荠各等份。

制作：将鲜藕洗净、切成小片，鲜白茅根洗净、切碎，荸荠洗净、切成小块，之后一同放入砂锅中，加入清水适量，煎取汁液。

用法：每日1剂，代茶饮用。

功效：清热凉血止血。

适应证：血热所致的经期延长。

（3）黄芪茅根茶

原料：生黄芪30克，鲜白茅根60克，鲜西瓜皮200克。

制作：将生黄芪、白茅根分别洗净切段，之后与洗净切块的西瓜皮一同放入砂锅中，加入清水适量，煎取汁液即可。

用法：每日1剂，代茶饮用。

功效：益气补虚，清热止血。

适应证：气虚所致的经期延长。

（4）黄芪芡枣茶

原料：黄芪、莲子、芡实各30克，黑枣10克。

制作：将黄芪、莲子、芡实、黑枣一同放入砂锅中，加入清水适量，煎取汁液即可。

用法：每日1剂，代茶饮用。

功效：健脾益气，补肾调经。

适应证：气虚所致的经期延长。

（5）栀子莲心茶

原料：莲子心5克，栀子6克，茶叶3克。

制作：将莲子心、栀子、茶叶一同放入保温杯中，以沸水冲泡，加盖焖15分钟。

用法：每日 1 剂，当茶饮用。

功效：清热凉血除烦。

适应证：血热所致的经期延长，心烦急躁。

17 适合月经过多患者饮用的药茶有哪些？

咨询： 我以前月经一直正常，近 3 个月来虽然月经周期、行经期基本正常，但经血量明显增多，医生说是月经不调中的月经过多，听说药茶能调养月经过多，我准备在服药的同时配合饮用一段时间药茶，请问<u>适合月经过多患者饮用的药茶有哪些？</u>

解答： 适宜于月经过多患者饮用的药茶有很多，如果恰当选择饮用的话，确实可以取得较好的调养效果，下面介绍一些简单易行者，供您参考选用。

（1）五汁饮

原料：梨汁、荸荠汁、鲜芦根汁、鲜麦门冬汁、鲜藕汁各适量。

制作：将梨汁、荸荠汁、鲜芦根汁、鲜麦门冬汁、鲜藕汁一同放入茶杯中，搅匀即可。

用法：每日 1 剂，不拘时代茶饮用。

功效：清热养阴，止血调经。

适应证：血热所致的月经过多。

（2）乌梅饮

原料：乌梅 15 克，红糖适量。

制作：将乌梅水煎去渣取汁，之后在药汁中加入适量红糖，搅匀使其完全溶化即可。

用法：每日 1 剂，代茶饮用，于月经前 3 日开始饮服，连用 5 日。

功效：收敛补血。

适应证：月经过多。

（3）青蒿丹皮茶

原料：青蒿、丹皮各 6 克，茶叶 3 克，冰糖适量。

制作：将青蒿、丹皮分别洗净、切碎，与茶叶一同放入保温杯中，加沸水冲泡，加盖焖 15 分钟，去渣取汁，再加入冰糖使其完全溶化搅匀即可。

用法：每日 1 剂，代茶饮用。

功效：清热凉血止血。

适应证：血热所致的月经过多。

（4）紫草菊花饮

原料：紫草 15 克，菊花 10 克。

制作：将紫草、菊花一同放入砂锅中，加入清水适量，煎取汁液即可。

用法：每日 1 剂，代茶饮用。

功效：清热凉血解毒。

适应证：血热所致的月经过多。

（5）黄芪人参阿胶饮

原料：黄芪 30 克，人参 9 克，阿胶 12 克。

制作：将黄芪、人参水煎取汁，趁热烊化阿胶即可。

用法：每日1剂，分早、晚2次代茶饮用。

适应证：气虚所致的月经过多。

18 适合月经过少患者饮用的药茶有哪些？

咨询： 我以前月经一直正常，自从半年前人工流产后，虽然月经周期正常，但月经量明显减少了，医生说是月经过少，听说有一些药茶能调养月经过少，我准备试一试，还不知道选择哪种药茶，我要问的是**适合月经过少患者饮用的药茶有哪些？**

解答： 这里首先告诉您，有一些药茶适量饮用确实能调养月经过少。下面介绍一些适宜于月经过少患者饮用的药茶，您可以在医生的指导下根据自己的情况选择饮用。

（1）益母草茶

原料：益母草20克，绿茶2克。

制作：将益母草洗净、切碎，与绿茶一同放入保温杯中，加沸水冲泡，加盖焖15分钟即可。

用法：每日1剂，代茶饮用。

功效：理气活血，调经。

适应证：血瘀所致的月经过少。

（2）党参牛乳饮

原料：党参30克，牛乳250毫升。

制作：将党参水煎去渣取汁，之后在药汁中加入牛乳，搅匀煮沸即可。

用法：每日1剂，代茶饮用。

功效：补气养血。

适应证：气血不足所致的月经过少。

（3）归芎益母茶

原料：当归18克，川芎10克，益母草24克，红糖适量。

制作：将当归、川芎、益母草分别洗净，之后一同放入砂锅中，加入清水适量，煎取汁液，之后在药汁中加入适量红糖，搅匀使其完全溶化即可。

用法：每日1剂，分早、晚2次代茶饮用，月经前开始饮用，连用5日。

功效：补血活血，调经。

适应证：月经过少。

（4）枸杞牛膝茶

原料：枸杞子、川牛膝各15克，红糖适量。

制作：将枸杞子、川牛膝水煎去渣取汁，之后在药汁中加入适量红糖，搅匀使其完全溶化即可。

用法：每日1剂，分早、晚2次代茶饮用，于月经前3日开始饮服，连用5日。

功效：滋补肝肾，养血调经。

适应证：肝肾不足所致的月经过少。

（5）橘皮益母茶

原料：橘皮15克，益母草18克，红糖适量。

制作：将橘皮、益母草一同放入砂锅中，水煎去渣取汁，再在药汁中加入红糖，搅匀使其完全溶化即可。

用法：每日 1 剂，代茶饮用。

功效：理气化痰，活血调经。

适应证：痰浊阻滞所致的月经过少。

19 适合闭经患者饮用的药茶有哪些？

咨询： 我今年 34 岁，闭经已半年，正在服用中药治疗，听说有一些药茶对闭经有调养作用，我准备在服用中药的同时配合饮用一段时间药茶，还不知道有哪些药茶适宜于闭经患者饮用，麻烦您给我讲一讲：**适合闭经患者饮用的药茶有哪些？**

解答： 确实有一些药茶适量饮用，对闭经有调养作用，下面介绍一些适宜于闭经患者饮用的药茶，供您参考选用。

（1）茜草饮

原料：茜草 60 克，红糖适量。

制作：先将茜草水煎去渣取汁，之后在药汁中加入适量红糖，搅匀稍煮沸，使其完全溶化即可。

用法：每日 1 剂，分早、晚 2 次代茶饮用。

功效：行气解郁，活血祛瘀。

适应证：肝气郁结、气滞血瘀、血行不畅所致的闭经。

（2）丹参红糖饮

原料：丹参 24 克，红糖适量。

制作：将丹参洗净，放入砂锅中，加入清水适量，煎取汁液，再在药汁中加入适量红糖，搅匀稍煮沸，使其完全溶化即可。

用法：每日1剂，分早、晚2次代茶饮用。

功效：活血祛瘀，养血调经。

适应证：阴血不足、血海空虚所致的闭经。

（3）香附红糖茶

原料：生香附子、炒香附子各6克，红糖适量。

制作：将生香附子、炒香附子分别洗净，研为粗末，一同放入砂锅中，加入清水适量，煎取汁液，再在药汁中加入适量红糖，搅匀稍煮沸，使其完全溶化即可。

用法：每日1剂，分早、晚2次代茶饮用。

功效：理气活血，调经。

适应证：气滞血瘀、痰湿阻滞所致的闭经。

（4）苓花红糖茶

原料：茯苓50克，红花10克，红糖适量。

制作：先将茯苓、红花一同水煎去渣取汁，之后在药汁中加入适量红糖，搅匀稍煮沸，使其完全溶化即可。

用法：每日1剂，分早、晚2次代茶饮用。

功效：健脾祛湿，活血通经。

适应证：痰湿阻滞所致的闭经。

（5）人参益母草茶

原料：人参6克，益母草30克，绿茶1克。

制作：将人参、益母草分别水煎去渣取汁；绿茶放入保温杯中，加沸水冲泡，加盖焖10分钟，去茶渣；之后把人参、益母草药汁和绿茶液混合在一起，充分搅和即可。

用法：每日1剂，分早、晚2次代茶饮用，水煎后的人参可一并吃。

功效：大补气血，活血调经。

适应证：气血虚弱所致的闭经。

20 适合痛经患者饮用的药茶有哪些？

咨询： 我月经周期、行经期及量、色、质都很正常，让人苦恼的是近3个月来每逢月经来潮都会出现难以忍受的下腹部疼痛，我知道这是患痛经了，听说药茶能调养痛经，准备用药茶调养一段时间，请问**适合痛经患者饮用的药茶有哪些？**

解答： 有一些药茶适量饮用确实能调养痛经，改善或消除痛经患者下腹部疼痛不适等症状。下面介绍一些适宜于痛经患者饮用的药茶，您可以在医生的指导下选择饮用。

（1）泽兰茶

原料：泽兰叶（干品）10克，绿茶2克。

制作：将泽兰叶洗净切碎，与绿茶一同放入保温杯中，加沸水冲泡，加盖焖10分钟即可。

用法：每日1剂，代茶饮用。

功效：理气活血止痛。

适应证：气滞血瘀所致之痛经。

（2）归芎茶

原料：当归12克，川芎9克，红糖适量。

制作：将当归、川芎分别洗净，之后一同放入砂锅中，加入清水适量，煎取汁液，再在药汁中加入适量红糖，搅匀稍煮沸，使其完全溶化即可。

用法：每日1剂，分早、晚2次代茶饮用。

功效：补血活血，调经。

适应证：经期腹痛，疼痛绵绵、体质虚弱者。

（3）玫瑰花茶

原料：玫瑰花瓣15克，灯心草3~5克。

制作：将玫瑰花瓣洗净、切碎，放入保温杯中，加沸水冲泡，加盖焖10分钟即可。

用法：每日1剂，代茶饮用。

功效：理气解郁，活血散瘀。

适应证：痛经以胀痛为主者。

（4）姜枣红糖茶

原料：干姜30克，大枣6枚，红糖适量。

制作：将大枣去核洗净，干姜洗净切片，之后一同水煎去渣取汁，再在药汁中加入适量红糖，搅匀稍煮沸，使其完全溶化即可。

用法：每日1剂，分早、晚2次代茶饮用。

功效：益气养血，温经散寒，调经止痛。

适应证：寒湿凝滞型、气血虚弱型痛经。

（5）桂枝山楂红糖饮

原料：桂枝6克，山楂15克，红糖适量。

制作：先将桂枝、山楂水煎去渣取汁，之后在药汁中加入适量红糖，搅匀稍煮沸，使其完全溶化即可。

用法：每日1剂，分早、晚2次代茶饮用。

功效：温经通脉，化瘀止痛。

适应证：寒性痛经。

21 治疗调养月经病为什么要重视心理因素的影响？

咨询：我以前月经一直正常，近段时间不知为什么月经变得忽前忽后，医生说是月经病中的月经先后无定期，听说治疗调养月经病要重视心理因素的影响，注意保持健康的心态和良好的情绪，请问<u>治疗调养月经病为什么要重视心理因素的影响？</u>

解答：这里首先告诉您，治疗调养月经病确实要重视心理因素的影响，注意保持健康的心态和良好的情绪。精神情志的变化对人体的健康起着双向调节作用，不良的情绪、七情内伤是引发月经不调、闭经、痛经等月经病的重要原因之一，保持健康的心态和良好的情绪，有助于月经病的治疗和康复。

有些医生在临床中，多局限在对"病"的认识上，而忽视对"情"的理解，过分重视药物的作用而忽视精神心理因素的调节。事实上，只有对"病"和"情"都进行比较全面细致的分析和了解，将药物治疗与精神调节密切结合起来，其处理才称得上恰当、全面。中医学十分强调"形神合一"的理论，在整个理论体系中贯穿着心身统一的思想，认为形体和精神是一个统一的整体，对待疾病既要治疗其身病，又要重视心理因素等内在气机变化的影响。无论任何原因引起的月经病，无不存在心理上的冲突，做好心理治疗，使患者保持健康的心态和良好的情绪，对月经病患者来说十分重要。通过医生的劝导解惑，以改善患者的情绪，解除其顾虑和心理冲突，增加对疾病的认识，增强战胜疾病的信心和能力，以配合治疗，达到治愈疾病的目的。《素问·保命全形论》中强调"一曰治神，二曰知养身，三曰知毒药为真"，把治"神"摆到了治疗疾病的首位，可见心理治疗、情志调节在疾病治疗中的重要性。在月经病的治疗中，除了服药或施术之外，心理治疗、精神调节也被视为重要的辅助治疗调养措施。

随着医学水平的提高，医学模式的改变，医学知识的普及，当今医患关系的观念已由被动就医向"指导合作型、共同参与型"的模式转变，自我调治疾病越来越受到人们的重视。在临床中，医生每诊查一位患者，都要与患者尽可能地进行思想和心理上的沟通，一切从调动患者机体内部的积极因素出发，使患者对疾病有一个正确的认识，消除其不必要的消极心理，使患者乐观豁达，心情舒畅，树立战胜疾病的信心，从而不致沉溺于苦恼和焦虑之中而不能自拔。这些心理治疗手段，对于缓冲患者的消极反应，有较好的调节作用，并可以消除疾病与精神互为因素而造成的情志病，即病伤情、情复致病的恶性循环。愿所有的月经病患者时时都能心情舒畅，天天都有好的心情。

值得注意的是，在运用心理疗法调治月经病时，一定要言谈有度，既要使患者满怀治愈的信心，又要将短期内难以痊愈的事实加以说明，并要注意言谈的科学性、正确性和统一性，还要力争做到言而有信，以保证治疗过程的严肃性。

22 月经病患者常有怎样的心理状态?

咨询: 我患有痛经，每到月经快来潮时都有恐惧的心理，担心腹部疼痛不舒服，咨询医生说我这种情况是月经病患者心理状态中的一种，听说月经不调、闭经、痛经等月经病患者的心理状态有多种，我想了解一下：**月经病患者常有怎样的心理状态?**

解答: 人的精神、心理状态与疾病的发生发展密切相关，心理因素对月经不调、闭经、痛经等月经病的治疗和康复大有影响，消除月经病患者意识中的"心理创伤"，解除心理创伤对病情的干扰，是治疗调养月经不调、闭经、痛经等月经病的重要一环。

由于人们对月经病缺乏足够的认识，患上月经不调、闭经、痛经等月经病之后，有相当一部分患者不能正视自己的病情，不能从思想上正确对待，表现出多种不同的心理状态，情绪时有波动，不利于月经病的治疗和康复。保持稳定的心理状态，不被疾病所吓倒，善于自我调节，做好心理保健，对月经病的治疗和康复大有好处。月经病患者的心理状态是多种多样的，但就临床来看，恐惧、焦虑、悲观、急躁、无所谓、乱投医等类型较为多见。

月经病患者的心态随病情的变化以及患者的性格特点等的不同而有较大差异，其心理状态是多种多样的。有的患者担心病情恶化，害怕月经过多转变成大出血，害怕月经过少、闭经难以治愈而影响生育，恐惧崩漏随时演变成大出血而危及生命，顾及月经淋漓不断而影响日常工作和生活等，终日惶惶，六神无主，呈现恐惧型；有的患者焦虑过度，多愁善感，忧心如焚，担心从此离不开药物治疗，忧愁身体从此算是垮下了，顾及演变成不孕，担心别人嫌弃、婚姻生变，担心影响工作、前途，为疾病是否能影响以后的夫妻生活等发愁，呈现焦虑型；有的患者，尤其是功能失调性子宫出血、痛经、闭经患者，终日闷闷不乐，心情沮丧，意志消沉，悲观失望，对治疗缺乏信心和恒心，呈现悲观型；有的患者，如月经先期、月经量多、月经量少、崩漏患者，性情急躁，情绪冲动，容易发火，易于与他人争吵，终日烦躁不安，呈现急躁型；也有的患者由于病情不重，比如月经先期、月经后期、月经先后无定期、月经量少的患者，以及病情较轻的痛经患者，因为自觉症状不明显，对日常工作和生活无明显影响，而无所谓，漫不经心，呈现无所谓的态度，对医生劝告的注意事项置于耳后，不能按时服药，不重视饮食调养和起居调摄等；更有一些患者，比如功能失调性子宫出血、闭经、痛经以及月经先后不定期、月经过少的患者，患病后轻信传言，病急乱投医，跟着广告和所谓的"祖传密方"走，到处求医，堆积用药。

对于那些本来就性格内向的月经病患者，尤其是月经不调、闭经、崩漏的患者来说，忧郁的表现较为突出，对治疗疾病以及生活失去信心，承受力下降，抱怨自己，感到自己给家庭和他人带来麻烦，容易产生厌世悲观的情绪；对于那些性格外向的月经病患者，尤其是痛经、闭经、崩漏患者来说，责怪他人较多，比如责怪家人对她照顾不耐心、生活饮食不合意，医生治疗不精心等。

23 怎样对月经病患者提供心理支持？

咨询： 我女儿闭经已半年，自从患病后她像变个人似的，紧张、焦虑、多疑，我知道对月经不调、闭经、痛经等月经病患者进行心理呵护，增强其战胜疾病的信心，有助于月经病的治疗和康复，我要咨询的是：**怎样对月经病患者提供心理支持？**

解答： 对月经不调、闭经、痛经等月经病患者来说，做好心理呵护，调整好心态，正确对待疾病，增强战胜疾病的信心，确实有助于其治疗和康复。月经病居女性"经、带、胎、产"四大疾病之首，是困扰女性朋友健康的常见病、多发病。绝大多数月经病（如月经不调、闭经、痛经）难以在短时间内治愈，需要数个月经周期的治疗才能逐渐好转康复，患者要承受长时间的疾病折磨，经历漫长的病程，往往产生较复杂的心理活动，常常是忧心忡忡、悲观失望等，因此给月经病患者提供心理支持对其治疗和康复无疑是十分重要的。

对月经病患者提供心理支持和心理护理，必须紧紧围绕月经病病程较长、治疗见效较慢、容易反复等特点，调节情绪、变换心境、安慰鼓励，使之不断振奋精神，顽强地与疾病做斗争。并把心理护理与生理护理结合进行，做到互相促进。可以根据月经病患者的不同情况，选择欣赏音乐、绘画、赏花等活动，使其心情舒畅，情绪饱满。另外，幽雅的环境、舒适的治疗条件，也具有心理护理的意义。

对于自觉症状明显、治疗效果差的功能失调性子宫出血、闭经、痛经患者，以及经久不愈、失去治疗信心的功能失调性子宫出血、闭经等月经病患者，医生和家属要态度和蔼、语言亲切、多安慰、多鼓励，不要视其为负担或包袱，表现出任何厌弃的行为，要千方百计地让患者树立战胜疾病的信心，保持健康愉快的心情，自觉主动地配合治疗。

24 月经病患者应如何调整自己的心态？

咨询： 我今年38岁，闭经已有一段时间，正在服用中药治疗，听说闭经病程较长，治疗见效较慢，我很担心。从网络上看到对月经不调、闭经、痛经等月经病患者来说调整好心态也很重要，请您给我讲一讲：月经病患者应如何调整自己的心态？

解答： 对月经不调、闭经、痛经等月经病患者来说，正确对待、调整好心态、保持乐观向上的心情、积极配合治疗，是促使疾病顺利康复的前提和基础。要调整自己的心态，应从以下几个方面入手。

（1）一旦罹患月经不调、闭经、痛经等月经病，患者要理性面对现实，认清自己所患疾病，不要悲观失望，要保持稳定的心理状态，以平常的心态对待自己的病情。要知道只要积极治疗，大部分月经病是能够顺利康复的。

（2）医生与患者共同参与、互相配合，药物治疗、饮食调养等治疗调养方法多管齐下，采取综合性的治疗措施，是提高月经病治疗效果的重要途径。月经病患者要积极主动就医，找医生沟通，对自己的病情有一个全面了解，对治疗方案、手段，以及可能出现的情况有深刻的认识，与医生密切配合，争取在最佳时间得到及时全面的治疗。

（3）积极接受健康教育，增强对月经不调、闭经、痛经等月经病的认识，尊重科学，不要迷信道听途说的东西，注意自我调养，从饮食调养、情志调节、起居调摄等日常生活的点点滴滴做起，全面提高自己的身体素质，促使疾病顺利康复，避免病情进一步发展和并发症的发生。

（4）要敞开心扉，积极与人沟通，消除孤独和悲观的心理，制定切实可行的生活目标，以使自己心灵有所依托，情感有所归宿，生活丰富多彩。

25 怎样用音乐疗法调养月经病？

咨询： 我是中学教师，平时比较喜欢音乐，自从3个月前闭经以后，心情一直不太好，已经很长一段时间没有听音乐了，今天听说通过音乐疗法可以调畅人的心情，调养月经不调、闭经、痛经等月经病。我想了解一下：**怎样用音乐疗法调养月经病？**

解答：音乐与人的生活息息相关，优美动听的音乐，不但能陶冶人的情操，而且也是使人保持良好情绪，防治疾病和增进健康的"良药"。音乐疗法就是通过欣赏音乐或参与音乐的学习、排练和表达，以调节人的形神，使人心情舒畅，促使病体顺利康复的一种治疗调养方法。

用音乐治疗调养疾病在医学中早有记载。在两千多年前，我国的《乐证》一书中就指出音乐对调剂人的生活与健康有很好的作用。《黄帝内经》中也详细阐述了五脏与五音（宫、商、角、徵、羽）及七情之间的对应关系，并对五音疗疾进行了系统论述。宋代文学家欧阳修曾因忧伤政事患了抑郁症，饮食大减，身体消瘦，屡进药物无效，后来他每天听《宫声》数次，心情逐渐从抑郁、沉闷转为愉快、开朗，久而久之，就不知有病在身了，他深有感触地说："用药不如用乐矣！"我国现代音乐疗法起步较晚，但发展很快，自1984年湖南马王堆疗养院首先开始音乐疗法以来，现在全国已有数百所医院、精神病院、康复医院和疗养院开展了音乐治疗活动，中国音乐学院也开设了音乐治疗专业，音乐疗疾逐渐被人们重视和应用。

强烈的焦虑、紧张、痛苦、抑郁等情绪会给机体造成不良影响，不利于月经不调、闭经、痛经等月经病的治疗和康复，而悠扬、舒缓、轻快的音乐可使月经病患者的紧张心理得以松弛，恢复平静，有助于月经病的治疗。所以，月经病患者应经常欣赏高雅悠扬、节奏舒缓、旋律清逸、风格隽秀的古典乐曲、民族音乐和轻音乐等。由于人的年龄、经历、经济条件、文化修养等的不同，所喜欢的音乐也就大不相同，而不同音乐有着不同的保健效果，并且月经不调、闭经、痛经等月经病患者的情绪和心态也各不一样，只有根据自己的病情和心理状态等，选择与之相适宜的乐曲，做到"对症下乐"，才能达到音乐疗疾的目的。

音乐疗法是月经病患者自我调养的重要方法之一，通过欣赏音乐，可使月经病患者保持良好的情绪，改善月经病患者的精神面貌，缓解月经病患者精神不振、心烦急躁、失眠多梦等自觉症状。月经病患者宜根据自己的病情和心理状态灵活选择音乐，一般来讲，舒畅心情可选用《江南好》《春风得意》《春天的故事》《军港之夜》等；解除忧郁可选择用《春天来了》《啊，莫愁》《喜相逢》《喜洋洋》《在希望的田野上》《百鸟朝凤》等；消除疲劳可选用《假日的海滩》《矫健的步伐》《锦上添花》等；振奋精神可选用《狂欢》《解放军进行曲》《步步高》《娱乐生平》等；增进食欲可选用《花好月圆》《欢乐舞曲》《餐桌音乐》等；镇静安神可选用《塞上曲》《平湖秋月》《春江花月夜》《仙女牧羊》等。

需要说明的是，音乐疗法只能作为一种辅助调养手段，宜在药物治疗、饮食调养、起居调摄等其他治疗调养方法的基础上进行，过分强调音乐疗法的作用是错误的。在进行音乐调养时，要专心去听，不能边听边做其他事；音量不宜太大，以舒适为度，一般控制在 60 分贝以下；环境要舒适雅静，不受外界干扰；听曲前要静坐休息 3~5 分钟，听音乐后进行适当的散步活动，与人交谈一些趣事。一般每次治疗 20~30 分钟，每日1~3 次。

26 怎样用赏花疗法调养月经病？

咨询： 我今年25岁，患痛经已半年，正在服用中药治疗，自从患病后我情绪很低落，听说通过赏花疗法可以调整情绪，调养月经不调、闭经、痛经等月经病，正好我们小区有一个大花园，我要问的是：**怎样用赏花疗法调养月经病？**

解答： 这里首先告诉您，通过赏花确实可以调整人的情绪，调养月经不调、闭经、痛经等月经病。自古以来，花卉以其色彩、馨香、风采及其性格，给人们带来了愉快、活力、希望，有益于身心健康，赢得了人们的喜欢。在《老老恒言》一书中就有"院中植花数十盆，不求各种异卉，四时不绝更佳……玩其生意，伺其开落，悦目赏心，无过于是"的记载。鲜花草木，以其色、香、味构成不同的"气"，对人的身心有治疗效果。赏花疗法就是通过欣赏花卉、鼻闻花香等，以达到治病养生目的的一种独特防病治病方法。

风清气爽的原野，花的馨香在风的吹动下，拂面而来，置身其间，头脑顿感清醒，精神为之一振，记忆、理解能力都会增强。那迷人的绿色和花香，千姿百态、五彩缤纷的花卉颜色，可以调节人的情绪，解除紧张、疲劳、郁闷，给人带来心情的喜悦和情绪的升华，有利于自主神经功能的改善，是保持良好情绪的好办法。不同种类的花卉、植物可发出不同的香气，花卉的芳香令人头脑清醒，心情舒畅，情绪放松。花卉中含有能净化空气又能杀菌的芳香油，挥发性的芳香分子与人们的嗅觉细胞接触后，会产生不同的化学反应，使人产生"沁人心脾"之感，花卉能唤起人们美好的记忆和联想，有助于调和血脉，消除神经系统的紧张和身心疲劳，调整脏腑功能。据测试，经常置身于幽美、芬芳、静谧的花木丛中，可使人的皮肤温度降低 1~2℃，脉搏平均每分钟减慢 4~8 次，呼吸慢而均匀，心脏负担减轻，人的嗅觉、听觉和思维活动的敏感性也增强。

赏花疗法是月经不调、闭经、痛经等月经病患者自我调养的重要方法，月经病患者坚持每天去花圃赏花，有助于自我心理调节，可以在不知不觉中克服急躁情绪，消除心理紊乱，保持良好的情绪，促进睡眠，缓解心烦急躁、精神不振等自觉症状。赏花疗法方法简单，可边欣赏青绿色植物和花卉，边散步走动，也可静坐或躺卧在花木丛中，尽情地欣赏五彩缤纷的各种花卉。一般每次 15~30 分钟，每日 1~2 次为宜。

值得注意的是，赏花疗法只能作为一种辅助调养手段，宜在药物治疗、饮食调养、起居调摄等其他治疗调养的基础上进行，过分强调赏花疗法的作用是错误的，同时并不是所有的月经病患者都适宜赏花疗法，凡对花粉过敏者、伴有皮肤病等不宜接触花草者，均不宜采用赏花疗法。

27 月经病患者起居养生的要点有哪些？

咨询： 我近3个月来月经总是错后10天左右，医生说是月经不调中的月经后期，听说月经不调、闭经、痛经等月经病患者应注意起居养生，保持规律化的生活起居，但具体怎么做我还不太清楚，请问**月经病患者起居养生的要点有哪些？**

解答： 起居养生是指通过科学合理的生活方式，来达到促进健康、调养疾病的目的。生活起居与月经不调、闭经、痛经等月经病的发生发展有着十分密切的关系，恰当的生活起居有助于月经病的治疗和康复，月经病患者应科学地安排每一天的生活。月经病患者的起居养生，应着重注意以下几点。

（1）优化生活环境：生活在舒适和谐的环境中，人们的心情则能愉悦，也就有利于疾病的康复。所以优化月经病患者的生活环境也是促使其早日康复的有效手段。生活环境包罗的内容较为广泛，诸如家庭的卫生、居室的安排、家人的照料等均属此列。如果将患者居住在清洁整齐、温度适宜、阳光充足、空气清新、被褥整洁、幽静舒适的居室里，再加上与亲人、邻居关系和谐，以及亲人的精心照料，对患者身心健康的早日恢复大有益处。

（2）日常生活规律：月经不调、闭经、痛经等月经病患者一定要做到生活有规律，每天按时睡觉，按时起床，制定出生活时间表，养成有节奏、有规律的生活习惯，不要因为工作、社交活动、家庭琐事或娱乐破坏正常的作息时间。早晨起床后最好到室外活动一会，多呼吸新鲜空气，工作与休息要交替进行，做到劳逸结合，体力劳动后应注意充分休息，脑力劳动后应注意精神松弛。

（3）天天有好心情：对于月经不调、闭经、痛经等月经病患者来说，保持心理平衡至关重要，对于不满意的人或事，要进行"冷处理"，避免正面冲突。要培养多方面的兴趣，积极参加力所能及的社会公益活动及适合自己的文化娱乐活动，也可以培养自己的一些业余爱好，如学绘画、书法、种花、养鸟、垂钓、听音乐等。良好的兴趣和爱好可以开阔胸怀、陶冶情操、缓解身心紧张劳累，对于调节情绪和保持心理平衡大有裨益。愿所有的月经病患者时时都能心情舒畅，天天都有好心情。

（4）重视饮食调养：月经不调、闭经、痛经等月经病患者的饮食问题是患者及其家属普遍关心的问题，调配好月经病患者的一日三餐，不仅可以保证营养、治疗调养月经病，对防止病情反复也有重要意义。必须讲究合理饮食，科学进餐，饮食宜清淡、易于消化、富有营养，可适当多吃蔬菜和水果，不吃或尽量少吃辛辣刺激之食物，戒除吸烟饮酒，同时还应根据病情的需要注意选用药膳、药茶进行调治。

28 闭经患者应如何进行自我调养?

咨询： 我以前月经一直按时来潮，这次月经错后3个多月仍没有来潮，经检查诊断为闭经，正在服药治疗，自从患病后我特别关注有关闭经的治疗调养知识，听说闭经患者要注意起居调摄，做好自我调养，请问**闭经患者应如何进行自我调养?**

解答： 人们常说疾病三分治疗，七分调养，闭经也是如此。闭经患者的自我调养，应注意从日常生活起居调摄做起，着重注意以下几个方面。

（1）注意精神情绪的调节，减轻心理上的压力，做到乐观开朗，消除精神紧张、焦虑，保持良好的心态和稳定的情绪，以配合治疗。

（2）合理安排工作和生活，避免过度劳累，但也不能完全卧床休息，而是要做到劳逸结合，这样可促进盆腔的血液循环，有利于病体的康复。

（3）注意防寒保暖，避免受凉，尤其要注意避免下半身受凉，如防止淋雨，不涉水，不要用冷水洗澡、洗脚、洗头，不坐阴凉湿地等。

（4）做到合理饮食，平时宜多吃新鲜蔬菜和易消化的食物，不宜进食生冷、酸辣等刺激性食物，要多喝开水，以保持大便通畅，饮食要多样化，不偏食、不挑食。

（5）积极治疗全身慢性疾病，如胃溃疡、慢性胃炎、糖尿病、甲状腺功能亢进等，以促进消化吸收，改善营养状况。

（6）对于肥胖引发的闭经，应注意减肥，限制饮食，减轻体重，维持机体正常代谢，使内分泌功能平衡。

（7）患病要及时就医，在医生的指导下进行恰当的治疗调养。闭经患者切不可自己滥用黄体酮类药物，以免引发不良反应，滋生其他病变。

29 痛经患者应如何进行自我调养？

咨询： 我月经周期、行经期及量、色、质都很正常，让人苦恼的是，最近3个月每逢月经来潮都会出现难以忍受的下腹部疼痛，我知道这是痛经，听说痛经患者要注意自我调养，我要咨询的是：**痛经患者应如何进行自我调养？**

解答： 这里首先告诉您，注意自我调养是痛经患者得以顺利康复的重要一环，痛经患者的自我调养，应从日常生活起居做起，从以下几个方面入手。

（1）重视精神因素对痛经的影响，多了解一些生理卫生知识，调畅情志，自我疏导，消除对痛经的焦虑、紧张心理，充分调动主观能动性，使注意力转移，自我放松。

（2）注意经期卫生，注意勤换卫生巾和内裤，每日用温开水洗外阴，经期洗澡宜用淋浴，禁止坐浴和盆浴，同时特别注意经期禁止同房。

（3）保持规律化的生活起居，做到劳逸结合，起居有常，月经期不要进行剧烈的运动和过度劳累，锻炼应以散步方式为主。平时加强运动锻炼，增强体质。

（4）月经期机体抵抗力减弱，要注意防寒保暖，避免受凉，月经期间避免涉水、游泳、淋雨以及用冷水洗脚和洗头，不可坐阴凉湿地。

（5）注意饮食调养，平时可适当多吃些新鲜、富含维生素的绿叶蔬菜和水果，忌食生冷、酸辣食物，不吃冷饮、凉菜等，饮食要易于消化、富有营养，同时不可偏食。

（6）发病时应卧床休息，并将热水袋放在下腹部进行热敷，也可喝些生姜红糖茶、益母草茶之类的药茶进行调养。疼痛剧烈时可选用去痛片、吲哚美辛等药物口服。若以上处理无效，则应到医院就诊。